体質と遺伝子のサイエンス

あなたと私は
どうして違う?

99.9%同じ設計図《ゲノム》から
個性や病気が生じる秘密

中尾光善

羊土社

【注意事項】本書の情報について

本書に記載されている内容は、発行時点における最新の情報に基づき、正確を期するよう、執筆者、監修・編者ならびに出版社はそれぞれ最善の努力を払っております。しかし科学・医学・医療の進歩により、定義や概念、技術の操作方法や診療の方針が変更となり、本書をご使用になる時点においては記載された内容が正確かつ完全ではなくなる場合がございます。また、本書に記載されている企業名や商品名、URL 等の情報が予告なく変更される場合もございますのでご了承ください。

まえがき

「体質」と言うのは、古いようで新しい言葉です。一人ひとりの顔かたちが違うように、すべての人がもつ身体の特徴が体質です。その人の「個性」でもあるでしょう。このため、体質は、個人差（あるいは、個体差）とも言われます。日常の生活、学校や仕事、病気のかかりやすさを考えても、人は体質と無縁には生きられません。そもそも、体質とは、自らが実感するもの。したがって、他の人の体質について客観的に知ろうとしても案外に難しいわけです。そのため、人類は体質の正体を明らかにすべく、いろんな努力を続けてきました。

遡れば、科学やテクノロジーが大きく発展する前には、人の身体全体を対象として健康と病気の研究に取り組んでいました。身体を部分に分けるのではなく、1つの塊として特徴をとらえようとしたのです。このため、「体質」の考え方が病気の原因を説明するうえで重要なポイントでした。

現代ではどうでしょうか。私たちが大きな病院を受診したとしましょう。数多くの診療科に分かれていて、どこに行けばよいかと迷うほどです。そこには、臓器別や病気別の診療体制の下で、個別の専門家が揃っています。医者は患者の全身を見て、そして身体の部分や特定の病気に絞り込んでいきます。専門科でなければ判断の難しいことも少なくないでしょう。逆に専門の枠にピッタリとはまれば、的を射た医療が保証されています。つまり、近代以降の医学は、身体を部分に分けることで大きく前進してきました。そして今や、多くの人がこの恩恵を受けるようになったのです。

すなわち、ヒトの身体についての概念（コンセプト）が大きく変化したと言えます。科学技術が進歩するにつれて、身体全体を部分に分けるという細分化への転換がありました。今日の医学の最前線においても、この延長の上にあります。身体を部分の集まりに分けて考えることで、それぞれの臓器や病気に関する理解が格段に深まりました。特定の部分に集中して探究することは、分子や遺伝子のレベルで生命を理解するための必然でもあったのです。

「体質」に相当する英語は何でしょうか。例えば、【constitution】（コンスティテューション）が〝体質、素質〟に相当します。面白いことに〝憲法〟という意味もあります。戦後をつくった日本国憲法は【The Constitution of Japan】であり、日本という国全体の基本です。基本とは、他の何よりも優先されねばならないもの。そう考えると、体質とは〝身体全体の基本〟と言うことになります。

まえがき

ヒトの身体は、突きつめて考えれば、細胞の集合体です。200種類以上の細胞が、60兆個くらい集まった塊。その1個1個の細胞に小さな生命があって、それらが合わさって一人分の生命体になっています。これが私たちの存在であり、何とも不思議な現実です。多くの種類の細胞が集まって組織となり、身体の全体をつくりあげるのです。

大まかに言うと、ヒトの身体は3つの部分から成り立っています。それは、頭部と体幹と四肢です。「頭部」には、脳、そして目・鼻・口・耳があります。頭と体幹は首でつながります。「体幹」には、上半分の胸部に肺・気管（支）、心臓・大血管があり、後ろに食道が走ります。下半分の腹部では、胃・腸の消化管につながり、肝臓、胆嚢、膵臓、脾臓があります。その後・下方には、腎臓や膀胱、生殖腺があります。さらに、体幹から側方に向かって、「四肢」が上下2本ずつ伸びています。実際は、もっと多くの部分から成り立っていて、どの部分も特別な機能を果たします。つまり、私たちの身体とは、部分と部分がつながった産物なのです。このため、ある部分に異常が生じると、そこだけに留まらず、身体全体に影響が及びやすいわけですね。

木が自然に生い茂ると、森になります。しかし、「木」という部分、「森」という全体、を見て分かることには違いがあります。〝木を見て森を見ず〟と言う言葉もあるほどです。これらは深く結びついているので、〝木と森をともに見る〟と言う、重ね合わせの思考が欠かせません。こう考えると、私たちは、細分化して明らかになった生命の情報を、身体全体の理解につなげるべき時期に来ています。そこで本書は、現代の生命科学の観点から、体質について再び考え直すものです。

つかみどころのない「体質」ですが、ここでは「身体の全体をまとめた性質」としましょう。いわば、身体の各部分がもつ特徴を合わせた総和です。注目したいことが2つあるように思います。まずは、身体の各部分を別々に調べても見えない総合的な性質があることです。全体としては見えても、部分に分けると消失してしまうのです。さらには、体質には、〝氏と育ち〟という両面があることです。生まれながら備わるものがあれば、その一方、ある年齢になってはじめて現れるものがあります。つまり、遺伝が強く働くもの、生活環境のなかで新たに生じるものがあります。つまり体質とは、遺伝と環境が働き合った結果なのです。最新の生命情報を用いて、この体質を科学的に解き明かすことができないでしょうか。

私たちの身体は、ゲノムに書き込まれた遺伝情報にしたがってつくられています。「ゲノム」（設計図）を辞書に例えるなら、「遺伝子」はそこに書かれた単語のようなものです。ところが、単語を無闇やたらに並べても意味をなしませんね。辞書の中から単語を選んで、意味のある文章を作ることが肝要です。これと同じように、ゲノム上にある遺伝子を選んで使うという、遺伝子の使い方が重要になります。身体を構成する細胞の中では、使う遺伝子と使わない遺伝子に印がつけられています。この印をつけたゲノムを「エピゲノム」と言います。遺伝子とその働き方が変われば、細胞の性質は換わるでしょう。そして、身体の部分である細胞が変われば、全体にも影響を与えることでしょう。

折しも「体質改善」などが注目されている昨今です。生命科学の進歩を実感するためにも、これから私たちの「体質」について一緒に考えていきましょう。人が似ていたり、違ったりするのは、一体なぜでしょうか。身体の全体と部分とは、どんな関係にあるのでしょうか。古くから思考されてきたことなので、先人の考えと智恵を大いに取り入れることにしました。このような思考は、病気の研究に新しい視点をもたらすかもしれませんし、私たちにより良く生きるヒントを与えてくれるかもしれません。本書が「体質」についての理解を深める一助になれば、この上ない喜びです。

２０１５年４月

中尾 光善

contents

あなたと私はどうして違う？
体質と遺伝子のサイエンス
99・9%同じ設計図《ゲノム》から個性や病気が生じる秘密

私たちが当たり前に口にする「体質」という言葉。その正体は何なのでしょうか？ 日本の医学のルーツに、答えを探ります。高度化の進む西洋医学と、全身のバランスを重んじる東洋医学の狭間で、日本の医学は生まれたのです。

明治時代、日本の人力車夫が西洋人を驚かせた出来事がありました。「体質」は研究対象として古くから人々の興味をひいていたのです。ヒトには個人差や人種差があること、その差は分類されうることが、明らかにされてきました。

第3章　ヒトの誕生と個人差の出現――69

「体質」とは、私たち一人ひとりに相異があるがために生まれた考え方です。では、その差はどのようにつくられるのか？　私たちヒトが、今なお〝進化的に変わりうる存在である〟という視点が大切になってきます。

第4章　体質遺伝子はあるのか――97

背の高さや血液型など、親から子へ伝わる「体質」があります。であれば、そこには遺伝子が関与するでしょう。私たちはみな99.9％同じゲノムをもちながら、なぜこれほど違うのか？　そのからくりがヴェールを脱ぎはじめました。

第5章　体質とエピゲノム　129

一卵性双生児は同じ遺伝子をもちながら、似て異なる存在です。言い換えれば、「体質」には遺伝子以外の要因があることになります。「氏か育ちか」のうち〝育ち〟が私たちをつくりあげる、その仕組みがエピゲノムなのです。

第6章　病気の発症を予知できるか　163

医学が進み、私たちは病気を診断できるようになりました。しかし、将来に病気になるかどうか（病気になりやすい体質か）を「予知」することは今後の課題です。エピゲノムの理解が、その突破口になる可能性があります。

「体質」は遺伝と環境でつくられます。環境の最たるものが生活習慣です。江戸の昔から、日本人は生活習慣の大切さに意識を向けていました。その科学的裏付けがなされた現在、よりよく生きるための「体質3年説」を提唱します。

第1章

「体質」とは何だろう？

私たち一人ひとりは、身体の基本的な性質をもっています。「体質」という言葉は、日常生活や社会のなかでよく使われていますが、その正体は何なのでしょうか？　歴史的に、日本が東洋医学と西洋医学が共在する交差点になったことから、体質の考え方には両方の医学が影響しているようです。こうして「体質」は、現在、古くも新しい意味をもつようになっています。本書のはじめに、その経緯について紐解いていきましょう。

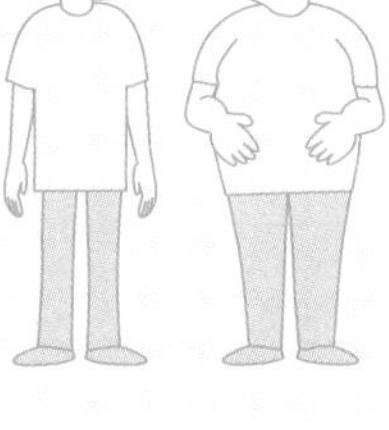

体質という言葉の意味

私たちは自分自身の「**体質**」というものをもっています。太りやすい体質、運動が得意な体質、アレルギーの体質、かぜを引きやすい体質、暑がりの体質、などなど（**表1**）。言わば、その人の個性でもあり、一人ひとりの存在につながっているものです。このため、体質という言葉は、日常茶飯事に色々な場面で使われています。

これから本書では、この「体質」について論じていきたいと思います。その前に留意していただきたいことがあります。「体質」と言っても、自分の体質、身近な人の体質を取り上げることがあります。あるいは、日本人の多くがもっている体質のこともあります。このため、誰の体質をどのように比べるのか。何を対象として、どう比較するのかを明確にしておく必要があるわけです。

表1　私たちの体質の例

・体型、血圧、血液型、耳垢型
・知能、記憶力、運動能力
・太りやすい（肥満）、やせ
・お酒に強い、弱い
・アレルギー、喘息、花粉症
・がん、糖尿病の家系
・かぜを引きやすい
・ストレスで疲れやすい
・暑がり、寒がり（冷え性）
・皮膚の傷が残る（ケロイド）

例えば、ある2人の体質が似ているか、違っているかを考えてみます。わかりやすくするために、アジア人と欧米人を比較するとしましょう。欧米人を基準にすれば、日本人や中国人はかなり類似していますね。その逆に、アジア人を基準にすると、欧米人同士はよく似ているのです。こうした違いは「**人種差**」とよばれます。

次に、同じ人種のなかで観察してみましょう。日本人のなかで比べると、似ているとは言っても、個々人で違っている点があります。このような違いを「**個人差**」（あるいは、個体差）と言います。つまり、ヒトの体質を論じる場合に、人類全体から見れば、人種差というものがあります。もっとも明らかな体質の違いと言えるでしょう。そして、私たちが日頃に話すのは、自分や親兄弟、友人、同僚などにおける個人差でしょうか。

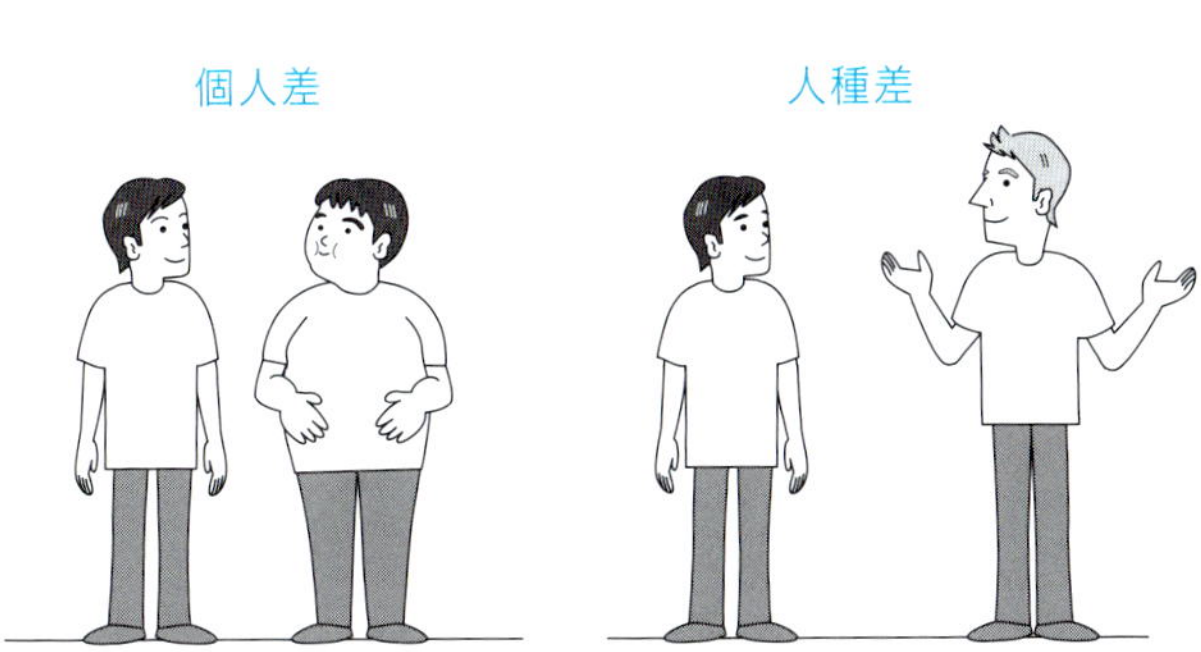

「体質」という言葉を調べてみると、辞書によって多少の違いがあるとしても、おおむね「身体の性質。遺伝的要因と環境要因との相互作用によって形成される、個々人の総合的な性質。」と書かれています。また似た言葉の**【素質】**については、「個人が生まれつきにもっている身体的または精神的な性質。このうち身体的な性質を**【体質】**、精神的な性質を**【気質】**とよぶ。」とあります。体質と気質を合わせたものが素質であるという説明ですね[*1]。

例えば「それは遺伝や体質によるのでしょうか」と、日常の会話のなかでは、遺伝と体質がかなり近い意味で使われることが多いでしょう。しかし、正確に言えば、遺伝と体質は必ずしも同じではありません。なぜならば、「体質」とは、辞書の説明のとおり、遺伝と環境の相互作用によって形成されると考えられるから

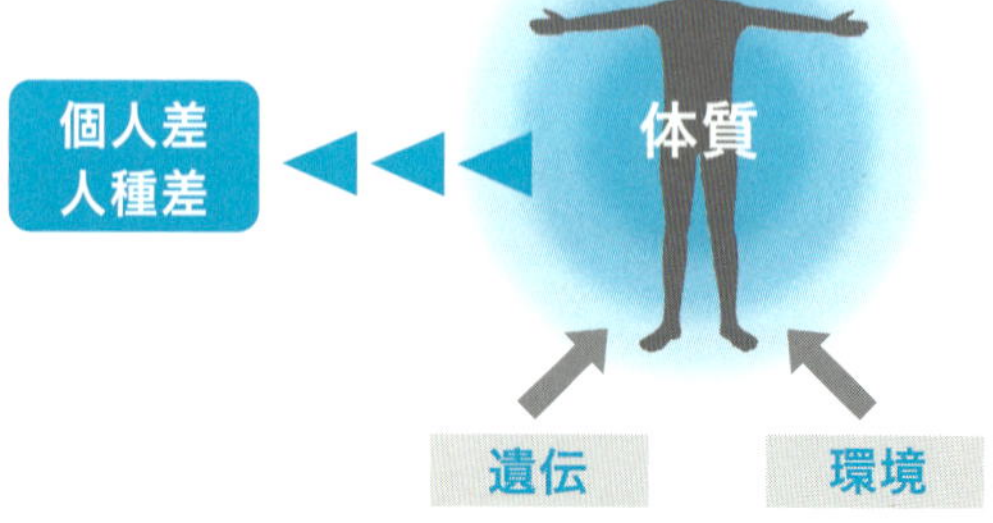

です。遺伝が強くかかわる体質もあれば、その一方で、環境が強くかかわる体質もあります[*2]。言い換えれば、私たちは〝生まれつきに決まった部分〟と〝環境によって変わる部分〟の両方を合わせもつわけです。

ヒトの一生について考えてみましょう。私たちは誰でも、元をたどれば、単細胞でした。1つの受精卵として誕生し、おおむねに60兆個の細胞に増えて、一人分の身体がつくられていきます。そして、生後ほとんど同じ時期に、座って、立って、歩いて、話すようになります。家庭や学校や社会のなかで、知識、考え方、社会性などを段々に身につけていきます。その一方で、人生の終わりについては、どうでしょうか。やはり、おおむねに同じです。いわゆる平均寿命が示すように、多くの人がその生涯を終える大体の年数が決まっています。その終わり方も、病気を患うとするな

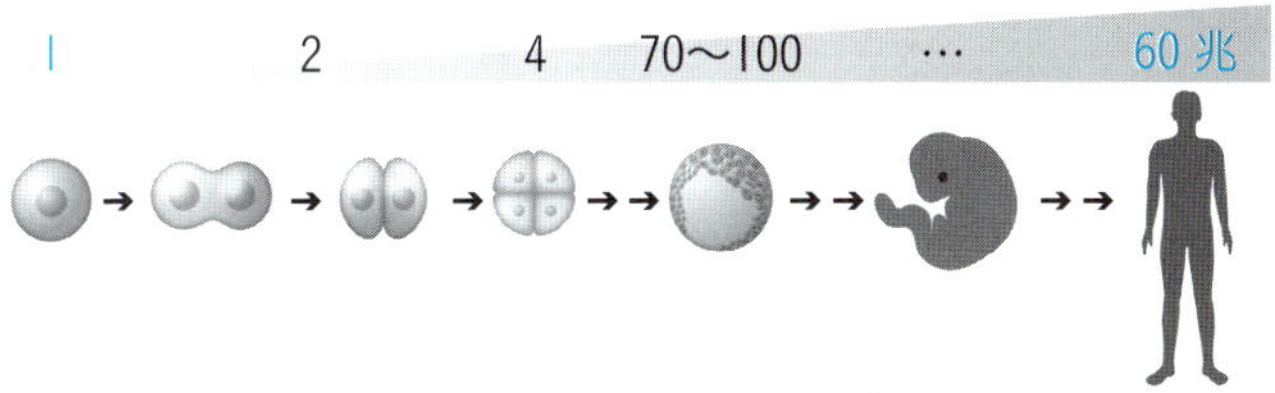

らば、がん、心臓病、肺炎、脳血管疾患などが上位を占めています。つまり、人生の中身は個々人で違っていても、ヒトとしての生涯の枠組みは、誰でも基本的に同じと考えられるわけです。このように、私たちには確かに〝生まれつきに決まった部分〟があります。

一人ひとりがもっている、生まれてから生涯を閉じるまでのラフな予定。これを「**生命のプログラム**（プログラム・オブ・ライフ）」とよぶことにしましょう＊3。細胞の集合体としての私たちを運命づけるものです。生命あるものは、一生の間に基本的なイベントがいつ頃起こるのか、大まかに決まっています。このプログラムという

ヒトの生命のプログラム

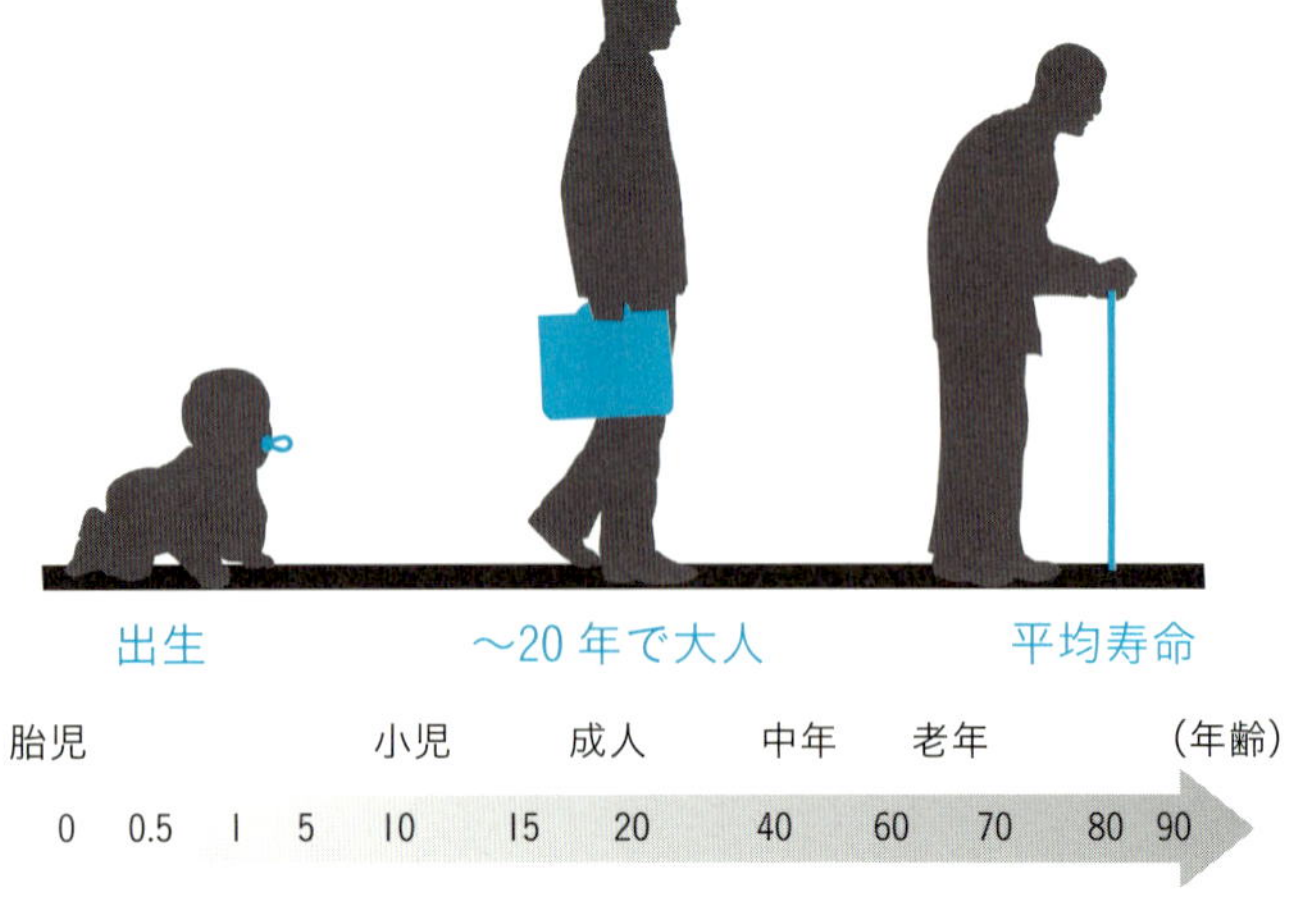

ものは、自分の過去であり、現在であり、これからの未来のようでもありますね。

では、〝環境によって変わる部分〟とは何でしょうか。私たちの「生命のプログラム」は、生まれつきにすべて決まっているわけではありません。食事、運動、ストレス、心身の状態などの生活習慣によって、この内なるプログラムは徐々に書き換えられることがわかってきました。その際に、プログラムが誤って書き換えられると、メタボリックシンドロームや糖尿病のような生活習慣病、がん、脳の病気の発症につながるという考え方が有力になっています。つまり、このプログラムがどのように働くかで、私たちの在り方が決まってくるわけです。このように考えると、「体質」とは「生命のプログラム」と密接に関係しているようです。

＊1 形態的な特徴を形質、機能的な特徴を素質、精神的な特徴を気質として、それをまとめて体質とよぶことがあった（新内科学大系 3、中山書店、1974年）。

＊2 遺伝的な特徴を体質とする考え方もあったが、環境によって獲得する特徴と切り離すことが難しいため、遺伝と環境で形成される特徴をまとめて、体質とよぶようになった（新内科学大系 3、中山書店、1974年）。

＊3 詳しく知りたい方は、前著『驚異のエピジェネティクス』（羊土社）をお読みいただきたい。

体質は医学用語ではない!?

ヒトの健康と病気に向かい合う医学の分野では、現在、「体質」はどのように位置づけられているのでしょうか。日本語で書かれた最新の内科学書を調べてみました。全体にわたって、臓器別や病気別に最新の情報が詳しく説明されています。ところが驚いたことに、体質についての記述は、本文や索引も含めてほとんど見られません。一昔前の『新内科学大系』のような医学書では、「体質」という項目・章立てが存在して確かに書かれていました。しかしながら、今や専門用語としては使われなくなったようです。

もとより「体質」とは、特定の何かを指し示す用語ではありません。「身体の性質」という概念（コンセプト）を表現するものでした。それが医学書に存在しないとすれば、近年の科学の進歩とともに、体質についての学問上の転換があったと言うことです。実際に、それまで原因が不明であった病気が、遺伝子や分子のレベルで解明された例は数多くあります。「体質」によると考えられた病気が、例えば、「○○酵素異常症」など、原因となる遺伝子やタンパク質の名前で記述できるようになりました。さらには、体質という用語が、他の用語に置き換わった場合もあります。原因不明の病気の場合に、現在では〝本態性〟、

〝特発性〟という用語を病名の前につけるのが、その好例です。これらは、体質にかなり近い意味合いをもつと言えるでしょう。例えば、遺伝と環境の多くの因子によって発症する高血圧は「本態性高血圧」と言われます。このような理由によるのか、「体質」という専門用語は使われる機会がめっきり少なくなったわけです。

日本の医学書で、「体質」という言葉が今も使われているものがありました。本の索引のなかに残っていたのが、「体質性黄疸」という病名です。これは、生まれながらビリルビン（便や尿の黄色い色素）が身体から排出されにくいため、黄疸を生じる遺伝性の状態を言います[*4]。ビリルビンの合成や排泄にかかわる酵素が変化していたり、酵素の量が低かったりすると、「体質性黄疸」を生じるわけです。実際に、酵素や遺伝子のレベルで、いくつかの異なる原因がわかっています。日本人のなかにも、健康診断などで偶然発見されることが少なくありません。肝機能の検査ではほとんど正常なので、通常、特別な治療を必要としないものです。このように、生命の危機につながらない程度の黄疸が、複数の異なる原因で起こることから、まとめて〝体質性〟とよぶのでしょう。

では、欧米のテキストブックではどう取り扱われているのでしょうか。『ハリソン内科学』（McGraw-Hill社）、『ネルソン小児科学』（Elsevier社）を見てみました。ともに、世界でその分野のバイブルと称される本です。〝体質、素質〟に相当する英単語【constitution】、【predisposition】、【diathesis】を調べてみると、ほとんど記述されていないことがわかりました。ただ1つ、両方の本に共通して書かれていたのが、【predisposition test】（体質検査）です。病気に関係するゲノムや遺伝子の配列を調べることで、その発症のリスク（病気のかかりやすさ）を予測する検査のことです。発症する可能性があると判定されれば、有害な因子を身の回りから除いたり、医学的に予防手段を講じたりすることで、リスクを軽減するのが目的です。

付け加えるとしたら、ネルソン小児科学には、【constitutional growth delay】（体質性発育遅延）という記述もありました。身体の成長のパターンには個人差があり、思春期の身長の伸びや発育が遅れる場合のことを言います。「体質性思春期遅発症」ともよばれて、大人になる頃には健常の範囲に入ることが多いものです。

高度に体系化・専門化した医学書には、臓器別や病気別の最新情報が詳しく説明されていました。それにもかかわらず、このように「体質」という用語やその記述についてはほとんどないようです。要するに、現代の医学においては、体質という専門用語はほぼ消失したと考えられます。ところが、私たちの日常会話、日本の社会・医療のなかでは、よく使われている言葉の1つになっているのです[*5]。

＊4 血液中の赤血球は、酸素を運ぶヘモグロビンというタンパク質を多量に含んでいて、このヘモグロビンが分解されてビリルビンがつくられる。ビリルビンは主に肝臓で化学的な修飾を受けた後に、胆汁の成分として便とともに体外に排泄される。便の黄色はこのビリルビンの色である。もしもビリルビンが体内で異常に増えた場合には、眼の白い部分（結膜）や皮膚の色が黄色になることから、これを黄疸とよんでいる。

＊5 私たちが普段の会話で使う場合と医師の立場から使う場合では、体質の意味が若干違っている。医療の場では、症状や検査値の異常に対する原因が明らかでない、あるいは、診断名に至らない場合に「体質」という言葉が使われることが多い。

日本の医学の歩み

現代の医学書からほぼ失われた「体質」という用語が、日本の社会や医療のなかで根強く使われている。この不思議な理由はどうしてでしょうか。それを探るために、日本における「医」が歩んできた歴史について振り返ってみましょう*6。

その大筋は、外国から新しい知識や技術を取り入れて、日本人に合うように工夫を重ねてきたという歩みです。そのなかで最も注目したいのは、東洋と西洋の異質な医学が日本において混ざり合って展開したことでしょう。

まずは古代の5〜6世紀頃にタイムスリップです。仏教などの大陸文化が朝鮮半島を経由して日本に入ってきました。その後、7世紀頃になると、遣隋使、ついで遣唐使が派遣されて、日本は**中国の医学・医術**に関する知識についても積極的に取り入れるようになりました。

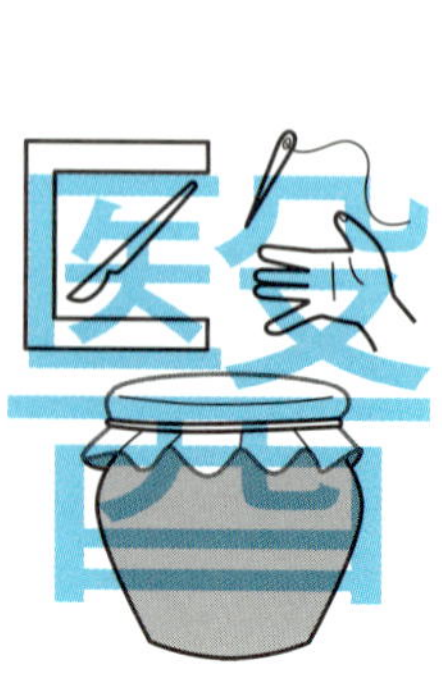

続く平安〜鎌倉〜室町時代にかけて、大陸から伝来して模倣するという状態が続くなか

で、日本で徐々に改変されるようにもなったようです。大陸からの医書が、国内で編集し直されたことが記録に残っています。『医学の歴史』（小川鼎三／著、中公新書）では

> 今日に残存している日本の最古の医書は丹波康頼の編した『医心方』三十巻であって、平安朝の九八二年にできた。この書は主に巣元方の『病源候論』によって説をたて、さらに多数の隋唐医書から一々その出所をあげて抜萃したもので、シナにおいてその時代の古医書が大部分うしなわれているだけに、『医心方』の存在価値はすこぶる高い。

と述べられています。

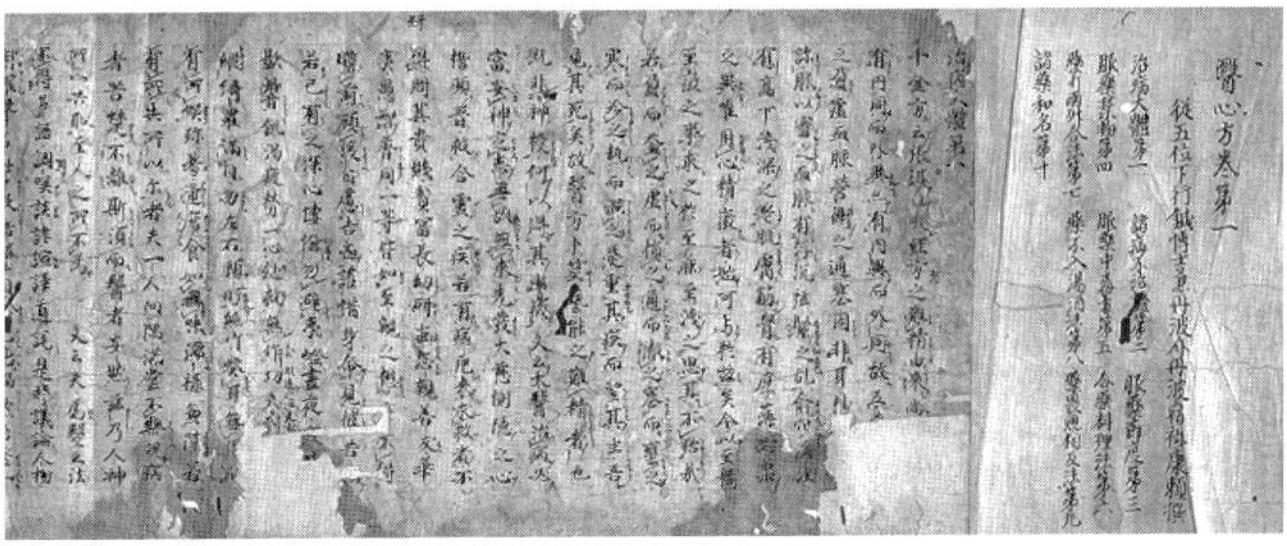

医心方（日本に現存する最古の医学書）
東京国立博物館コレクションホームページより。

当初は、医書を学んだ人々がそれに準じて医術を使っていたようです。その後、医師に相当する人が出てきて、知識や経験に基づいて医術を主体的に行うように変わっていきました。病気の原因となる毒を制するために、効果のある〝薬〟を用いるようになりました。また、病気だけでなく、〝滋養強壮〟（身体に栄養を与えて丈夫にすることで、病気の予防や体質改善につながる）という考え方も広まりました。これらは主に貴族の間で行われたようですが、鎌倉時代に入ると、仏教の広がりとともに民衆のなかにも広まっていきました。

さらに、室町時代の後期になると、南蛮人（ポルトガル人など）が日本に渡来し、キリシタンの宣教師を中心として、**西洋の医学・医術**が初めて伝えられることとなりました。種子島の鉄砲伝来が1543年で、布教活動をしたフランシスコ・ザビエルの来日が1549年です。この史実には、中国・大陸を経ないで、直接にヨーロッパと日本がつながったことに大きな意味がありました。なぜならば、ヨーロッパでは科学全般に大きな変化が起こり始める時期だったからです。例えば、〝近代解剖学の父〟とよばれるアンドレアス・ヴェサリウスが『人体の構造（ファブリカ）』を著したのは、太陽中心説（地動説）を唱えたニコラウス・コペルニクスが『天球の回転について』を公表した同年（1543年）でした。

江戸時代になると、中国からの医学は、漢方（薬）を処方する薬師《くすし》、漢方医によって実践されるようになりました。他方、ポルトガルやスペインの南蛮医学は、島原の乱の後、キリスト教と南蛮船入港の禁止という鎖国（１６３９～１８５４年）によって中断することになります。ところが、長崎出島を窓口としてオランダには外交を解放したので、次第に蘭学が主体となっていきます。そうして、オランダの医学や天文学などの知識が浸透することになったのです。このため、オランダ医学を**蘭方**、中国医学を**漢方**とよぶようになりました。

こうしたなかに、山崎東洋（１７０５～１７６２年）が、１７５４年に京都所司代の許可のもと、刑死体の解剖を行ったという記録があります。実際の臓器を見ることで、西洋の医書の正しさについて実証したのです。ついで１７７４年に、杉田玄白（１７３３～１８１７年）、前野良沢（１７２３～１８０３年）らが西洋の解剖書を『解体新書』として翻訳したのは皆さんの知るとおりでしょう。ドイツ人

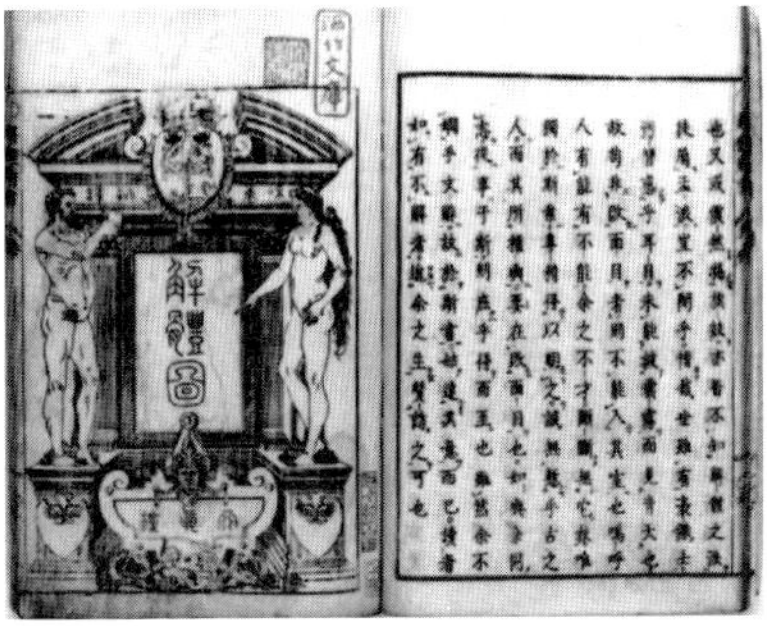

解体新書（安永 3 年、1774 年）
京都外国語大学図書館ホームページより。

医師のヨハン・アダム・クルムスが書いた医学書のオランダ語版（ターヘル・アナトミア）が日本語に翻訳されたことで、日本人が直接に洋書の内容を読めるようになりました*7。また、オランダ商館の医官として長崎にきたドイツ人のフィリップ・フランツ・フォン・シーボルト（1796～1866年）が、1824年に鳴滝塾を設立し、西洋の医学教育を行いました。各々の門人がオランダ語の論文を書き上げて、多様な人材が輩出されることになります。

とは言え当時の日本では、漢方が主流を占めていました。しかし、漢方と蘭方が全く別々に存在したわけではありません。両方の長所をとっていこうとする折衷派もあったようです。1805年に、華岡青洲（1760～1835年）が、通仙

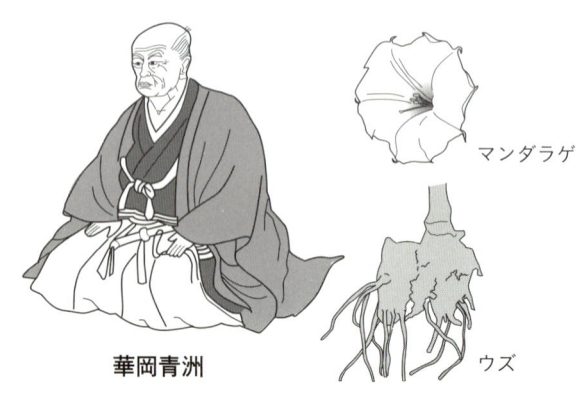

華岡青洲

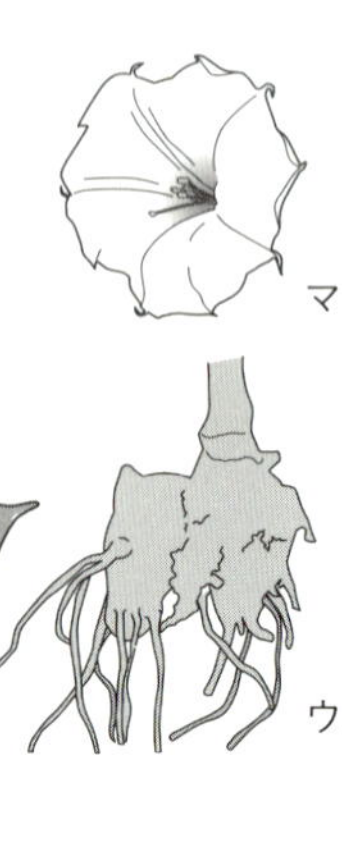

散という麻酔薬を用いて乳がんの摘出手術を行ったことが記録されています。通仙散は、マンダラゲ（別名、チョウセンアサガオ）とウズ（トリカブトの根をつかった漢方薬）を主な成分とし、漢方で鎮痛・麻酔の作用をもつことが知られていました。また、蘭方には外科の医術があったので、優れた組合わせだったと言うわけです。この全身麻酔下の外科手術は、欧米に40年以上も先んじて行われた画期的なものだと言えます。

そして明治維新とともに、江戸は東京に改称されて、明治に改元されました。新政府は、「知識ヲ世界ニ求ムル」という方針のもとで、急速な欧化政策を進めることになります。そのなかで、当時の最先端とされた**ドイツ医学**を採用し、１８７１年（明治４年）から導入しました。現在の東京大学をはじめとして、ドイツ医学による近代教育が進むことになったのです。１８８３年（明治16年）から、この基礎・臨床医学を学んで試験に合格した者のみに、医師免許が交付されるようになりました。その一方で、漢方医は、医師ではなく、漢方の診療をするという形態だけが保たれました。大正時代になると、全国に設置された医学校で、ドイツに依存した医学から、次第に日本独自の医学として立ち上がっていくことになります。

昭和に入り、第二次世界大戦の敗戦によって、日本の医学はドイツ式から**アメリカ式**に余儀なく変更されます。公衆衛生や環境保健についての考え方、気管内挿管による麻酔法、中心静脈栄養などの実用的な医療技術が次々に導入されていきました。しかも、この当時からアメリカが世界の医学・医療を強く牽引していくことから、これは日本の医学の発展にも大きな追い風になったわけです。

こうして、様々な紆余曲折を経て、東洋医学（漢方）と西洋医学（蘭方、ドイツ、アメリカ）という、質的に異なる医学・医術が共存するようになり、互いに影響を与えながら、日本独自のスタイルが形成されていきました。日本人の「体質」に対する考え方にも、このような経緯が自ずと影響していると考えられます。

＊6 「医」という文字は、矢は外科のメス、それを箱に入れている様である。旧字体の「醫」には、メスと箱（左上）、針と手（右上）、そして薬としての酒（下）の意味をもつ。その以前には「毉」と書いて、神に仕える人（下）であった。

＊7 中国に西洋の解剖学が導入されたのは19世紀の半ばなので、日本の『解体新書』は画期的であった。『医学の歴史』（中公新書）で、小川氏は3つの点を指摘している。『解体新書』は、庶民の間から自発的におこった事業である、外国人の力をほとんど借りずに実現した、当時の日本人学者の一部から渇望されていた。このため、その後の日本に大きな影響を与えることになったと言う。

西洋医学と東洋医学と日本の医学

このような理由から、日本における医学・医療を考えるには、2つの医学の特徴をふまえることが欠かせません。西洋医学（すなわち、現代の医学）とは、ヨーロッパ、そしてアメリカを中心として発達した医学です。他方、東洋医学は、中国を中心として発達した医学です。桑木崇秀《くわきたかひで》氏の著書『東洋医学論稿集』（緑書房）のなかに、両方の医学について4つの点が対比されています（表2）。これを要約して紹介しましょう。

1．現代医学は分析的であるのに対して、東洋医学は総合的である

西洋人は科学的に分析して本質を求めようとするため、自然科学の素晴らしい発展をもたらしてきました。その反面、身体という自然物を統一体として理解する点では弱みをもっています。例えば、西洋医学では、がんという病気にその局所に対する治療（手術、放射線など）が重視される傾向があります。これに対して、東洋医学では、病気の本体は全身のアンバランスであり、局所の変化はその結果であると考えます。このため、全身のバランスを回復しようとするのが基本になるのです。しかし東洋医学が、総合的にとらえ

る一方、客観性や科学性に乏しいという点は否めないのも一長一短と言えるでしょう。

2. 現代医学は人工的であるのに対して、東洋医学はほとんど自然物を用いる

西洋医学は、脚気がビタミンB1の不足で起こり、壊血病がビタミンCの不足で起こることなどを明らかにしてきました[*8]。病気の原因を突き止めると、作用薬の成分を抽出してその純度を高めたり、人工的に多量に合成したりすることができます。しかし、これらの薬は急速に作用しやすいので、効果が大きい反面、副作用も出やすくなります。

一方、東洋医学では、ビタミンB1やCとともに、他のビタミンや栄養素を含んだ食物を摂取することが合理的であるとします。用いる薬物の多くは、自然物であり、生薬とよばれるものです。そのなかに含まれる色々な成分が調和して徐々に作用するので、副作用は出にくくなります（しか

表2 西洋医学と東洋医学の比較（まとめ）

1. 現代医学は分析的であるのに対して、東洋医学は総合的である
2. 現代医学は人工的であるのに対して、東洋医学はほとんど自然物を用いる
3. 現代医学は外因を重視するのに対し、東洋医学は内因を重視する
4. 現代医学は局所治療の傾向が強いのに対し、東洋医学は全身治療を目指す

し、どの成分がどう効いているのかがわかりにくいのが難点です）。

3．現代医学は外因を重視するのに対し、東洋医学は内因を重視する

西洋医学では、がんや細菌感染において、外因に対する手術や抗生物質が治療の主体になります。他方、東洋医学では、外因があれば必ず発症するのではなく、発病するか否かを決定するものは、人体の条件、すなわち内因であると考えます。このため、全身のバランスを大切にして、素質（体質）を改善するという予防を重視しているのです。

4．やや繰り返しになりますが、現代医学は局所治療の傾向が強いのに対し、東洋医学は全身治療を目指す

必ずしもこう言い切れないところはあるものの、西洋医学と東洋医学では、病気のとらえ方、薬の使い方などが異なっています。生命の危機につながる（外科的な手術、抗生剤などを要する）急性や緊急の病気は、西洋医学が優位とするところです。原因が明確であり、時間が勝負だからです。他方、慢性の病気や長い期間に調整が必要な病気には、東洋医学が合っています。病気を全身でとらえ、バランスをとっていく必要があるからです。つまり、西洋医学と東洋医学では、その長所と短所が違っているため、お互いに相補的であると言えるでしょう。

これらの観点から考えてみると、現代の主流である西洋医学では、病気の分析に優れており、科学的に診断・治療を行ううえで有効です。身体をいくつかの部分に分けて、可能な実験を用いて証明する。こうして、臓器別や疾患別に高度に専門化、細分化してきました。今では、分子や遺伝子の大規模なデータを用いて、新しい検査法や治療薬が次々に開発されているところです。こうした細分化した情報は、将来的に統合されていくと予想することができます。

他方、東洋医学では、症状や病気の原因になる内因（素質や体質）を見定め、身体全体のバランスを総合的に考えて、自然な治療法や漢方薬を選ぶことが基本になっています。「体質」という用語は用いなくても、これに近い概念が中心にあります。病気や症状がある時だけに対処するのではなく、むしろ、病気が生じるのを抑えるという、予防や先制の考え方なのです。

まとめてみると、日本の医学・医療はどのように形成されてきたのでしょうか。最初に東洋医学の考え方が土台になって、その次に、今日のスタンダードである西洋医学が融合していったと考えられます。質的に異なった要素をあわせることで、日本版のスタイルをつくったと言い換えてもよいでしょう。「体質」の考え方に着目してみると、東洋医学では、新旧を問わず、その中心にあり続けています。このため、日本人の意識のなかには、古くから体質の考え方が刷り込まれているのでしょう。これに対して西洋医学では、20世紀後半まで、「病気を引き起こす要因」という観点から「体質」について盛んに議論されてきました*9。ところが、アメリカ医学が主体になり、生命科学が進歩して遺伝子や分子のレベルに専門化するとともに、この用語自体は使われなくなってきたのです。

こうした国際的な状況にもかかわらず、日本では、患者と医師がともに理解しやすい共通語として「体質」は生き続けています。むしろ、「体質」の本来の意味を含みながら、社会全体において使われる機会が増えているようです。例えば、企業体質、財務体質、恋愛体質、静電気体質、……など、その組合わせ方は実に様々にあります。

＊8 脚気は、食欲不振、全身のだるさ、足のむくみ、しびれの症状があらわれる病気で、重症になると心不全、脳や末梢神経障害が起こり、昔は多くの死者もでた。近年、インスタント食品、清涼飲料水、アルコールなど、糖分が多い偏食によって脚気を起こすことがある。

＊9 『新内科学大系 3』（中山書店、1974年）による。

Q&A

Q 「体質」という考え方はいつ頃できたものですか？

A 体質や気質という考え方は、人類の古代文明においてもあったであろうと推測することができます。おそらく、集団のなかで個人が認識されるようになって、個々人で身体の能力、気のもち方、健康や病気の罹り方に違いがあるという意識が芽生えた頃から、自然に生じてきたものでしょう。体質とは、自分自身の身体の性質として発見されて、集団の中で位置づけられてきたことに原点があると考えられます。

Q 〝身体の性質〟としての「体質」は、「個性」とはどう違うのですか？

A 体質とは、その人の身体全体の性質を総称するものと言うことができます。ここまで述べてきたように、外見から身体の内面まですべてを含んでいます。多くの人に共通する性質もあれば、その人にほぼ特有の性質も含まれます。そういうなかで、他の人とは違った性質は目立ちやすいので、その人の個性の1つと考えてよいでしょう。

Q 医療の現場では、「体質」という言葉はどのように使われますか？

A

現代の医学は確かに進歩していますが、今でも原因のわからない病気は数多くあります。こういう場合にも、患者と医師が共通の理解をもつことはきわめて大切な点になります。科学的にわかっていなくても、病気に罹りやすい体質と理解することで、早めの予防や治療につなげることができます。体質は、日本人に馴染みやすい言葉として、上手に活用していくとよいと考えています。

Q

欧米では「体質」という言葉をあまり使わないのですか？ 体質について話したいとき、英語で何と表現すればいいですか？

A

体質という言葉の使い方は、日本も含めて、各国の文化、歴史、医学、宗教などによるでしょう。欧米の医療では、現在、使われる機会はきわめて少ないと聞きます。英用語（constitution/predisposition/diathesis）のなかでは、強いて言えば【predisposition】が使われているようです。例えば、体質検査（predisposition test）は、予防医学のための遺伝子検査から個人の能力判定までを含んでいます。

column

名残として受け継ぐpH

明治の日本では、国をあげての欧化政策として、ドイツ医学を導入しました。北里柴三郎、秦 佐八郎（ともに細菌学）らがドイツに留学して活躍したことはよく知られています。また稲田龍吉・井戸 泰（ワイル病の病原体）、橋本 策（橋本病、慢性甲状腺炎）、田原 淳（心臓の田原結節）、宮入慶之助（日本住血吸虫の中間宿主ミヤイリガイ）、山極勝三郎（人工がん）、佐々木隆興・吉田富三（発がん物質）らは、ドイツから帰国後に日本で輝かしい業績をあげています。このようにして、一昔前の先輩たちは、当時の最先端の研究を行ってきました。そのことを誰もが身近に感じられる出来事があります。

酸性・アルカリ性の度数として、「水素イオン濃度指数pH」（potential hydrogen・power of hydrogen の略）が広く使われています。pHは、1909年にデンマークの生化学者ソレン・セーレンセン（Søren Sørensen・1868～1939年）によって提唱されたものです。水溶液の酸性・アルカリ性の強さを「0」から「14」までの数値で示すもので、pH 7付近を中性として、それより小さい場合を酸性、大きい場合をアルカリ性とします。日本では、1957年に制定された現在の法令およびJISによって、pHの読みは英語の〝ピーエッチ〟または〝ピーエイチ〟に統一されました。

ところが、日本人の研究者は〝ペーハー〟（ドイツ語）と読むことも多くあります。教える側から学生に至るまで、当初の名残が続いているのです。何かしらの愛着すら感じられます。最近の国際学会でも、日本人が英語で発表するなかに、つい出てしまうことがあります。そこにドイツ人がいると、微笑を浮かべながら受け止めてくれるわけです。

その他に、カルテ（Karte・診療録）、クランケ（Kranke・患者）、オペ（Operation・手術）、ガーゼ（Gaze）、レントゲン（Röntgen）など、私たちが当たり前に使う医療用語にも、ドイツ語に由来しているものが少なくありません。

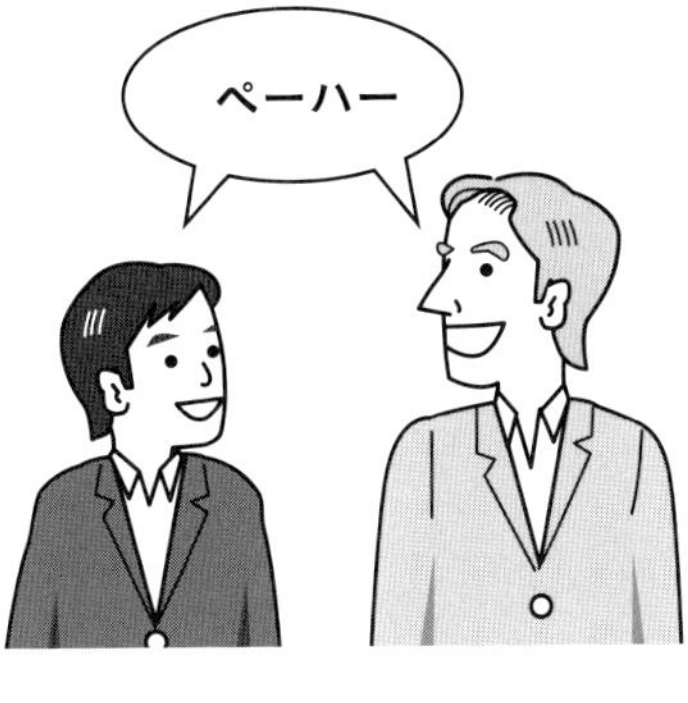
ペーハー

第2章

先人たちの体質学

先輩の科学者は、体質についてどのように考えてきたのでしょうか？ 個人差や人種差を科学的に理解しようとする試みが重ねられてきました。現在のようなテクノロジーがなかったがゆえに、むしろ、人間の生の観察眼によって、体質というものが研究の対象になってきました。この章では、そうした興味深い研究成果を取り上げたいと思います。

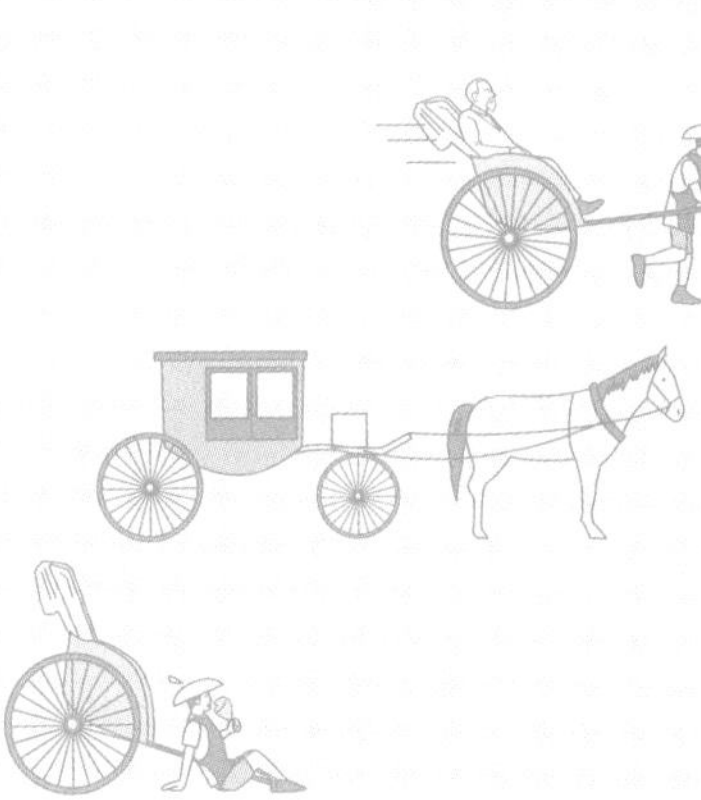

ベルツのもたらした西洋医学

「体質」について、先人たちがどのように思考してきたか。その発想と智恵に触れてみましょう。エルヴィン・フォン・ベルツ（Erwin von Baelz・1849〜1913年）は、明治初期に日本政府が招いたドイツ人医師の1人です。1876〜1905年（明治9〜38年）の29年間に滞日して、東京医学校（現在の東京大学医学部）で生理学や内科学の教育・研究および診療を行いました。その後、宮内省御用となり、明治天皇などの侍医として、また政府高官の医師としても活躍したようです。まさに、日本が西洋化を開始する時期の指導者の一人と言えるでしょう。

ベルツは、日本人の荒井花子と結婚して、日本の文化や伝統、日常の暮らしに目を向けました。その当時の様子は、長男のトク・ベルツによって昭和6年に出版された『ベルツ

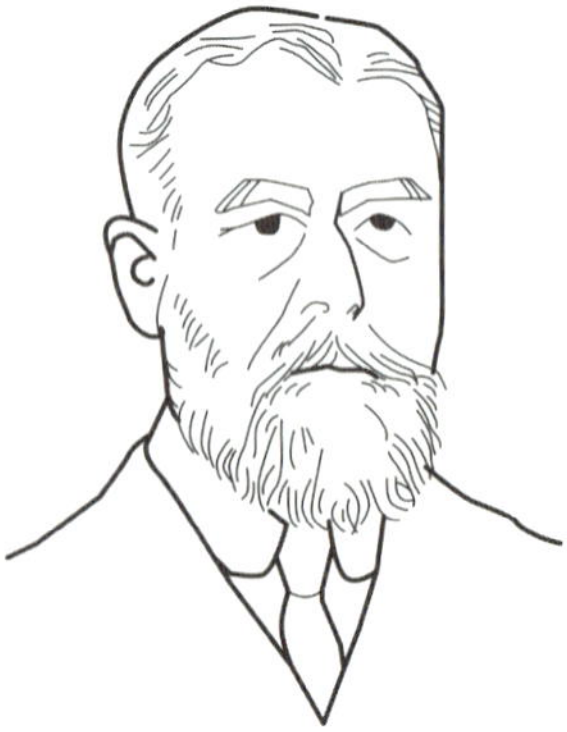

エルヴィン・フォン・ベルツ博士

の日記』に記録されています[*1]。また、温泉の化学成分を調べて、草津温泉（群馬県）が他に比類のなく優れた温泉保養地であることなど、日本の文化を海外に紹介したことでも知られています。

通称「ベルツ水」とよばれるものがあります。グリセリン、水酸化カリウム、エタノール、蒸留水の混合液のことです。皮膚の荒れ止め、ひび・あかぎれの塗布薬（医薬部外品）として今でも残っています。ベルツが箱根富士屋ホテルに滞在中に、女中が手のあかぎれで困っていたのを見て、それを契機に考案したと言われています。グリセリンカリ液ともよばれて、グリセリン（保湿用）とエタノール（殺菌用：当初は日本酒）を主な材料として、簡単につくれるように工夫されていました。

さらにベルツは、日本人のほとんどが、幼児期に臀部（正しくは仙椎の部分）の皮膚に現れる薄青く灰色がかった母斑をもっているのをモンゴロイドの特徴ととらえて、１８８５年に「**蒙古斑**」と名づけました。これはアザのように見えて、５歳頃に自然に消失していくものです。モンゴル人や日本人などの90%以上に認められるのと対照的に、ヨーロッパ人の幼児では1〜10%とかなり少ないのが特徴です。いわゆる、人種差の1つなのです。

とりわけ注目したいのは、日本人の強靭な体力についての調査結果を、ベルツがドイツ語で発表したことでしょう。それを日本語に訳した文書が『中外医事新報』（国立国会図書館）に書かれています（「植物食ノ多衆營養ト其堪能平均トニ就キテ」中外醫事新報第五百十六號1247〜1249、明治三十四年九月二十日發行）。これについて、『食と健康を地理からみると―地域・食性・食文化―（人間選書）』（島田彰夫／著、農山漁村文化協会）のなかから引用してみます。

ベルツが一九〇一年のベルリンの医学会において発表した内容が、同じ年の『中外医事新報』に紹介されている。それによると、二二歳と二五歳の人力車夫を雇い、その飲食物を調べながら、八〇キロの男子を人力車に乗せて、三週間の間、一日四〇キロずつ走らせたのである。食物は彼らが日常食べていた、米、大麦、ジャガイモ、栗、百合根などで、脂肪含量はフォイトの説の半分以下、蛋白質は六〇から八〇パーセントで、炭水化物は非常に多いものであった。二週間後

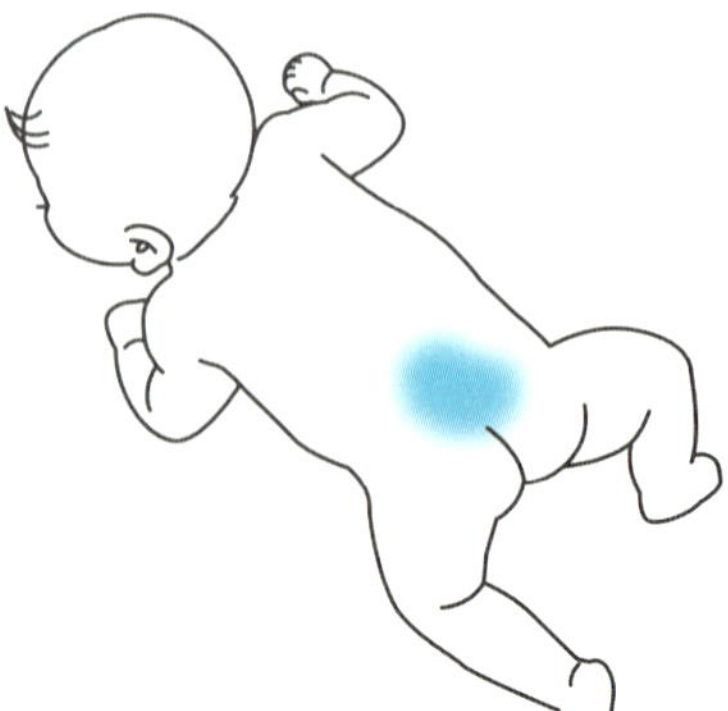
蒙古斑

の体重測定の結果、一人は不変、他の一人は半ポンド増加していた。そこでフォイトの説に合わせて肉類を加え、蛋白質で炭水化物の一部を補おうと試みたが、疲労が激しく走れなかったので、三日でやめて元の食事に戻したところ、また前のように走れるようになったというものである。

これに続けて、東京から日光までの一一〇キロの道を、馬車で走ったときは、馬を六回取り替えて一四時間かかったが、同じ道を五四キロの男子を乗せた人力車は、車夫一人で一四時間半で走ったというエピソードを紹介し、日本の植物性の食物が、素晴らしい能力を発揮させることを述べている。

ここには、人力車夫について2つの話が書かれています。1つが、二人の車夫に、おそらくベルツ本人を乗せた人力車を引かせた「車夫の走力実験」。菜食（日本古来の食で、高炭水化物・低タンパク質）、肉食（西洋の食で、低炭水化物・高タンパク質）を与えて、車夫の体力や体重の変化（1ポンドは約453グラム）などを調べたようです。その結果、菜食でなければ、体力や持久力が維持できませんでした。次に、東京から日光までの110キロメートルの距離を、馬車または人力車で行った場合を比較して、日本古来の菜食を食べていた車夫が馬よりも強い体力をもっていることに驚きとともに気づくことになりました。ベルツがなぜこれほどに感銘したかと言えば、当時の生理学者のカール・フォン・フォイト（Karl von Voit・1831〜1908年）の栄養学では、タンパク質、脂肪、摂取カロリーに重点があり、体力には肉食が菜食よりも勝ると考えられていたからです。ところが、日本でのベルツの実験や観察から導かれた結論は、そうではありませんでした。

こうして、日本には日本人の栄養学がある。少なくとも、日本人の身体には、古来からの菜食が合っている、と考えるようになりました。そしてベルツは、日本食は日本人だけでなく、西洋人にも適しているであろうと述べました。炭水化物を主とする食事が日本人の強い体質をつくってきたのではないか、と考えたのです。

ベルツは当時の日本人の顔型や体格についても記述しています。『日本人の体質・外国人の体質―世界の人々とくらべてみよう』（佐藤方彦／著、ブルーバックス）から紹介しましょう。

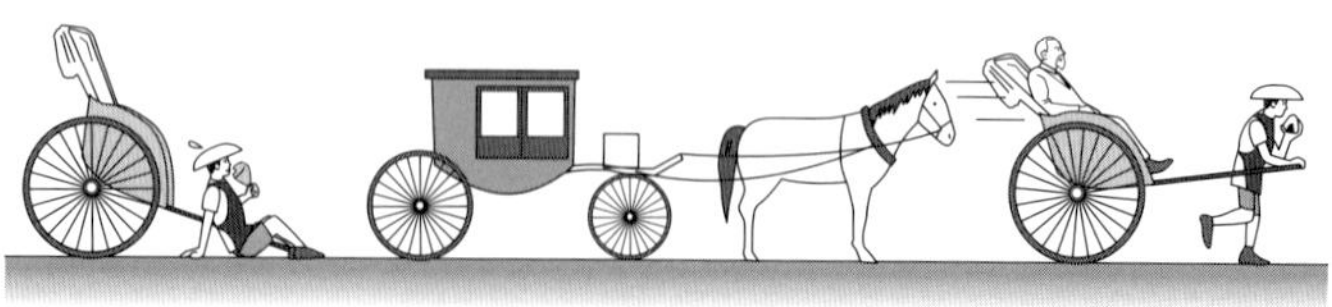

そのベルツ教授が明治十六年に著した『日本人の身体特性』の一章「日本人の起源とその人種的要素」の中で、日本人は、体格から判断して、長州型と薩摩型の二つの系統に分かれると指摘したのである。

ベルツ教授の日本人種論はドイツ東洋協会雑誌を通じて外国にも広く伝わり、その影響も大きかった。たとえば、フランスの人類学者、アンリ・V・ヴァロウ教授の『人種』にも、「日本人は（略）彼らの中に、相異なる二つの型が区別される。上品な型、すなわち長州型は、長い顔、高い額をもち、鼻は比較的華奢で時に突出している。粗野な型、すなわち薩摩型は広い顔、突出した頬骨を持ち、鼻はより幅が広い。これら二つの型が相異なる二人種に相当するのか、単に体質の差に相当するのかは知られていない」（寺田和夫訳）と記されている。

これは、日本人の顔型に2つのタイプがあって、1つの国のなかで地域差があるということを言っています。明治に生きた日本人の体質がどうだったのか、現代人の体質への移り変わりがあったのか、興味深いところですね。ベルツは数多くの日本人を診察してきたので、当時の日本人の体質をもっとも理解していた医師の一人でした。

＊1　ベルツに関して日本語で書かれた書籍には、『エルヴィン・フォン・ベルツ　日本に於ける一ドイツ人医師の生涯と業績』（大空社）、『ベルツの日記』（岩波書店）などがある。

足立文太郎の体質学

元京都帝国大学の足《あ》立《だち》文《ぶん》太《た》郎《ろう》（1865〜1945年）は、「体質」について取り組んだ研究者です＊2。日本人の特徴を分析した人類学者であり、血管・筋肉・皮膚などの解剖学者でもありました。その生涯については、静岡県伊豆市の母校に『湯ヶ島小学校の偉大な卒業生　足立文太郎博士』として、次のように書かれています。

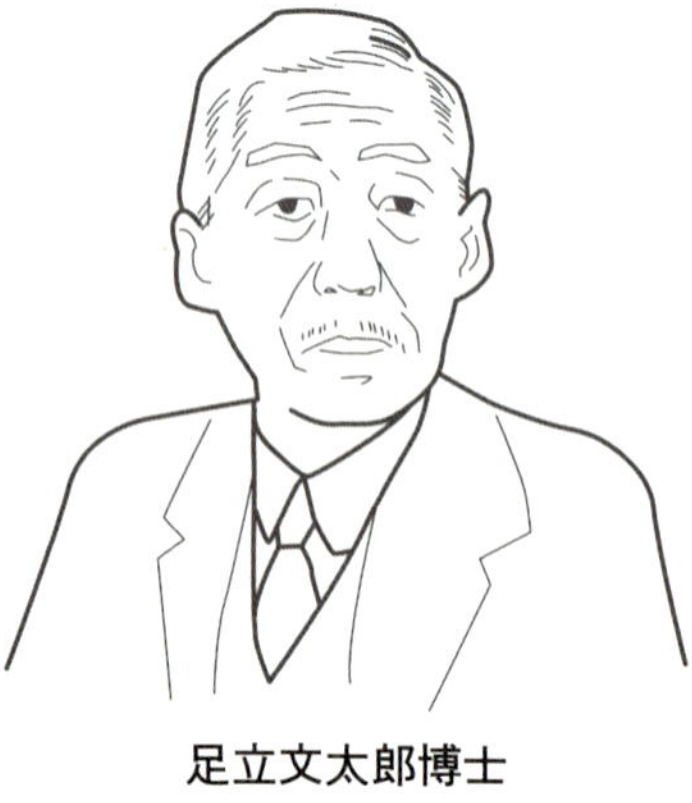

足立文太郎博士

足立文太郎は慶応元年（1856）6月15日、足立長造、すがの長男として天城湯ケ島町市山に生まれた。長造が家業に失敗し、生活は決して楽なものではなかったが、文太郎は伯父にあたる井上潔（すがの実兄・井上靖の曽祖父）の温かい援助を受け、湯ケ島小学校、伊豆学校（韮山高校の前身）、東京大学予備門医科、東京帝国大学医科大学と進み、明治27年に同大学を優秀な成績で卒業している。

翌年、岡山第三高等中学校医学部の解剖学の先生となり、明治32年にはドイツのストラスブルグ大学に留学している。5年間の留学のあと、京都帝国大学医科大学教授となり大正10年には第四代の医学部長になった。定年退職後は同大学の非常勤講師を勤めていたが、昭和2年、請われて大阪高等専門学校（現大阪医科大学）の初代校長となり、創立された専門学校の基礎づくりに全力を傾けている。

昭和7年同校を退官した後も、博士の研究活動は少しも衰えをみせず、昭和20年（1945年）4月1日80歳で生涯を閉じるまでライフワークである解剖学についての執筆は続けられていた。最後の原稿を整理し終えたのは、なんと亡くなる約50日前のことであったということである。

まさに命を懸けて1つのことを貫いた偉大な生涯であった。博士の母校である湯ケ島小学校には博士が書かれた「懸命不動」の文字を刻んだ顕彰碑が正門脇にある。撰文は先生の女婿である井上靖が筆を執っている。「懸命不動」、それは単なる言葉ではなく、博士が身をもって示した研究者、教育者としての生き方そのものであった。

足立文太郎は、それぞれの人種には特有の解剖学的な特徴があると考えて、研究を進めていました。その成果は、『日本人の動脈系』、『日本人の静脈系』、『日本人のリンパ系』という3部作にまとめられています。日本人だけでなく、ヨーロッパ人についても比較研究を行い、その多くをドイツ語で発表しました。とりわけ、解剖学・外科学を学ぶ人ならば、〝**Adachi の分類**〟(腹腔動脈の分枝に関する形態学的な分類)は広く知られるものでしょう。通常、各々の血管には名前がつけられており、その始点と終点、大きさ、走り方、枝わかれなどが決まっています。しかし、解剖学的に調べてみると、健康体でも、多くの人にみられる正常型、それとは異なる変異型があるのです。腹腔動脈の分枝をⅠ～Ⅵ型28群に分類して、日本人とヨーロッパ人でも、その割合はよく似ていることを報告しました。

生命に大切な動脈においても個人差があると言うことです。

さらに、身体の特徴として、**耳垢**や**体臭**に関する比較研究を行っています。ヒトの耳垢には、**湿型**（ウエット）と**乾型**（ドライ）の2種類があることがわかっていました。特に日本人の集団では、湿型と乾型が混在するという特徴がありました。これを人種間で検討してみると、耳垢に2種類のタイプがあるのは、黄色人種（モンゴロイド）にほぼ特有だということがわかったそうです。他方、白人や黒人、オーストラリア原住民では、ほとんどが湿型だったのです。

現在までに、湿型の割合は、日本を含

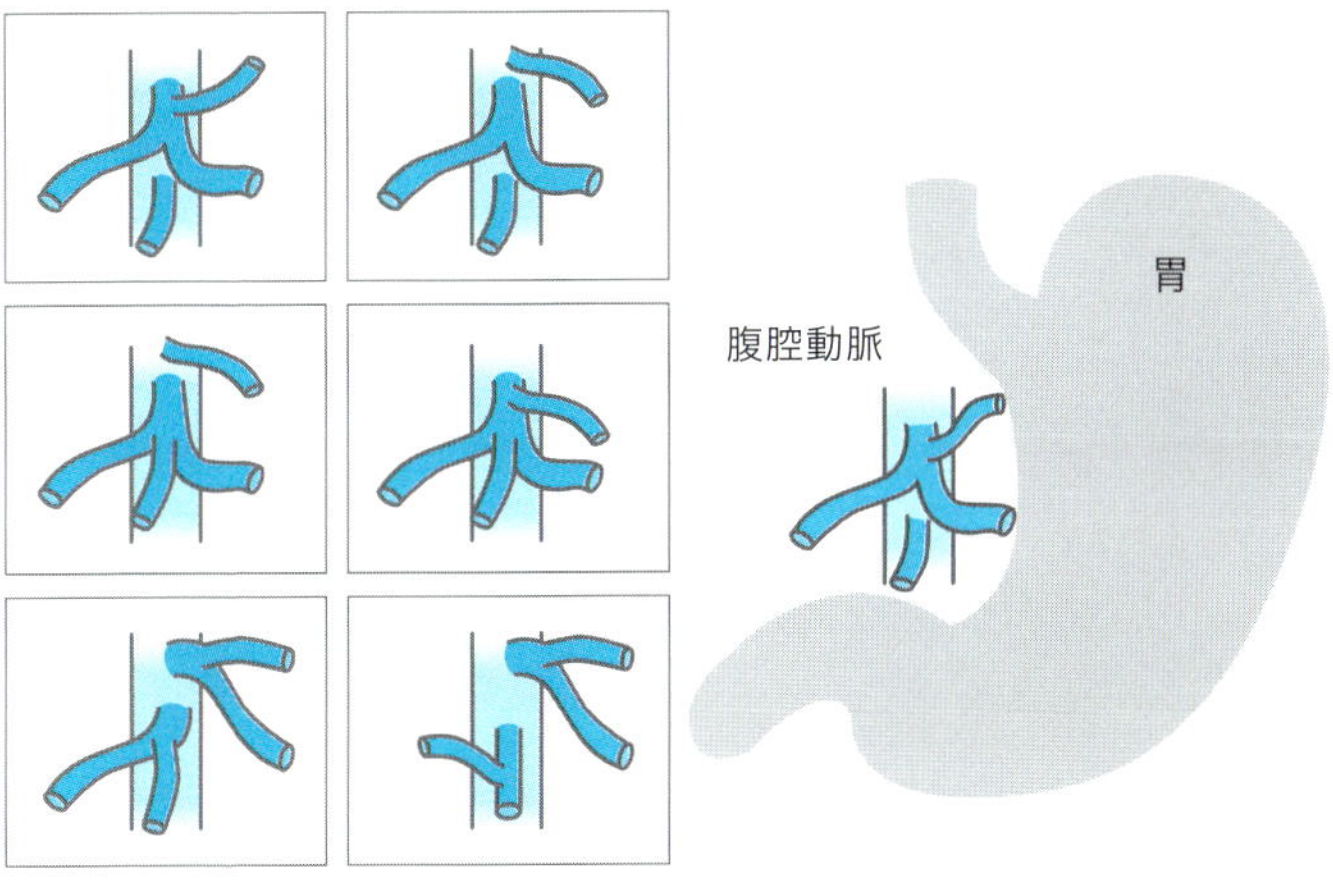

腹腔動脈の Adachi の分類

んだ東北アジア人では少なく（15〜30％）、欧米人やアフリカ人では100％に近いことがわかってきました。おそらく、東北アジアで乾型の変化が起こり、日本では、異なる人種（例えば、先住した縄文人と大陸から渡来した弥生人）が混血した結果、湿型と乾型の両方の耳垢が生じたのではないかと考えられています[*3]。世界の各地に少数の乾型の耳垢がみられることは、アジアから移住した人種がいたのだろうと推測されています。

一般に、耳垢が湿型の人は体臭が強く、一方、乾型の人は体臭が弱いと言われます。ヒトの汗腺には、体表の大部分にあって水分に富んだ汗を分泌するエクリン汗腺と、腋の下や陰部の毛根近く、耳の中などに開口するアポクリン腺があります。アポクリン腺は、タンパク質や脂肪に富んだ汗を分泌するので、これが皮膚表面の細菌によって分解されて臭気を発するのです。湿型の耳垢をもつ人は、アポクリン腺の活動が高いため、体臭も強くなりやすいと言うわけですね。

＊2 日本語の著書に、『日本人体質之研究』（岡書院、1928年）および『日本人体質之研究 増補版』（荻原星文館、1944年）がある。

＊3
2006年、新川詔夫博士（長崎大学名誉教授）らのグループが、湿型と乾型のゲノムの比較検討を行って、耳垢型を決定するのは、物質の細胞外排出や薬剤耐性にかかわるABCC11遺伝子の1塩基の変化であると報告した（**4章**で述べる1塩基多型の例）。遺伝学的には、湿型が乾型に対して優性の特徴をもつと言う。

体型と性格に関する分析

この章の最後に、体型と性格はどのように関係しているのかを取り上げてみましょう。例えば、ふっくらした人は温厚そうに見えて、その一方、やせた人は神経質に見えやすい。引き締まった人からはエネルギッシュな感じを受けやすい。これは、その人の体型が性格に影響するのか。それともまた、性格が体型に影響するのでしょうか。体型と性格は、これまで述べてきた**体質**と**気質**と言い換えることができそうです。ほぼ同じ時代に活躍した三人の研究者が、それぞれに興味深い説を提唱してきました。

最初は、カール・グスタフ・ユング（Carl Gustav Jung・1875〜1961年）です。スイスの精神科医で、分析心理学を創始したことで知られています。ユングは、社会への対応の仕方によって、ヒトを2つのタイプに分類しました。「**内向性のタイプ**」は、恥ずかしがりで、社会から離れようとして、人とあまり話さない傾向があります。その関心やエネルギーを自分の内側に向けるので、社会の状況には適応しにくいとされます。現実よりも将来を見つめて、信念をもっている人です。「**外向性のタイプ**」は、自分の外に出ていき、フレンドリーで、よく話して社交的です。人や社会との接触を好み、その関心やエネルギーは外界に向かっているとされます。将来よりも現実に関心があり、速やかに決めて行動する人です。

ところが、実際には、内向性または外向性のどちらかに純粋に分類できる人は少ないことから、ユングの後に続く心理学者によって、内向性と外向性の両方をもつ大多数を「**両向性のタイプ**」とよぶようになりました。このように、ユングの類型は、性格や人格（パーソナリティ）と言った、主に気質を分類するものでした。

次に紹介するのが、ドイツの精神医学者のエルンスト・クレッチマー（Ernst Kretschmer・1888～1964年）と、アメリカの心理学者のウィリアム・ハーバート・シェルドン（William Herbert Sheldon・1898～1977年）です。彼らは、体型と性格の相関性について分析して、独自の説を提唱しました。

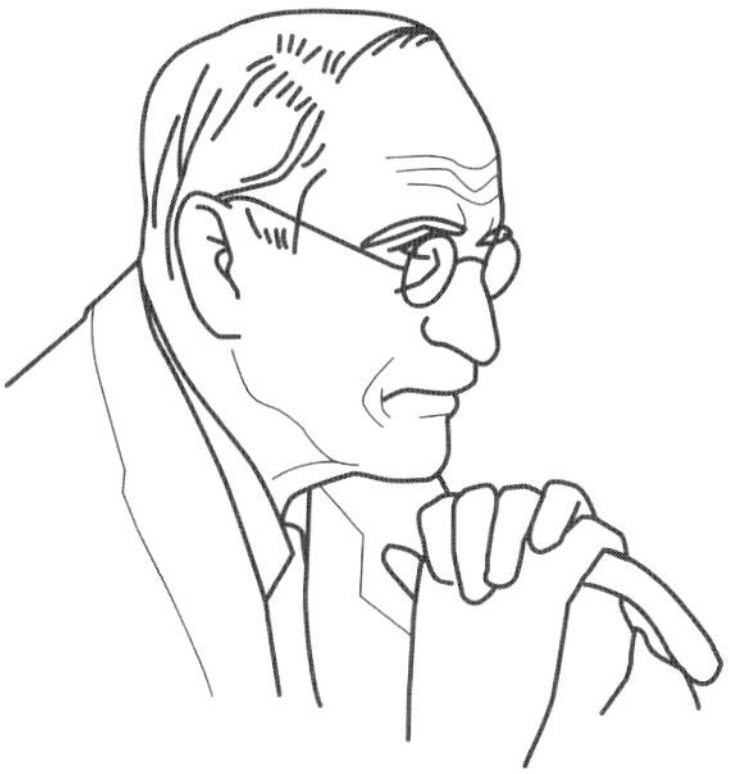

カール・ユング博士

クレッチマーは、臨床家として数多くの患者を観察するなかで、体型、気質、そして病前の性格（精神病を発症しやすい性格）との間に一定の相関関係があると考えるようになりました。それを3つのタイプに分類したのです。「**肥満型**」の人は、やや小柄で太っており、温厚で外向的とされます。循環気質ともよばれ、躁うつ病になりやすい傾向をもっていると言われます。「**やせ型**」の人は、細身の体をもち、内向的で神経質です。分裂気質ともよばれ、統合失調症になりやすい傾向をもつと言われます。「**筋肉質型**」の人は、強い身体をもち、エネルギッシュで積極的です。強い意志とバランス感をもち、粘着気質ともよばれます。てんかんになりやすい傾向をもっているとされます。

これは、それぞれの体型の人が特有の性格をもちやすいと考察して、1921年に著書『体型と性格』のなかで述べられた内容です。このような分類に共感する人もいれば、科

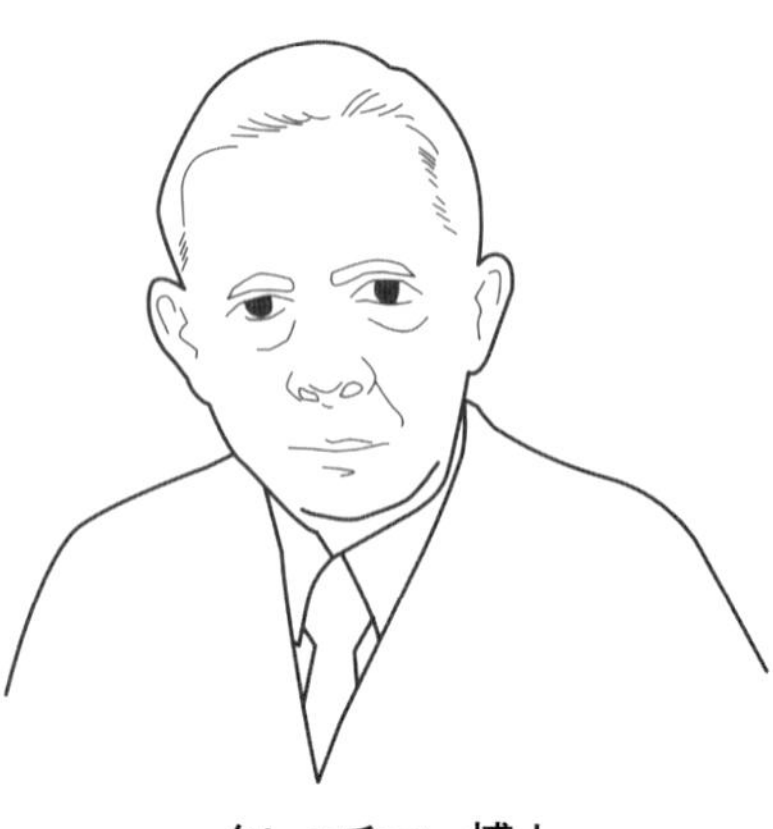

クレッチマー博士

学的な根拠や相関性が乏しいので、過去の通説に過ぎないと考える人もいるでしょう。おそらく、クレッチマーにとっては、こう分類することによって、精神病の本体に迫ろうと分析することに重点があったようです。

他方、シェルドンは、200〜400人の体型のデータを分析して、気質の特徴について考察しました。そのユニークな点は、心理学と発生学を結びつけて、体質心理学とよばれる分野をつくったことでしょう。『ヒトの体格の多様性』（1940年）、『ヒトの性格の多様性』（1942年）、『ヒトのアトラス』（1954年）などの著書を通して、受精卵から身体がつくられる過程、つまり、発生における細胞群の運命づけにならって、体型を「**内胚葉型**」、「**外胚葉型**」、「**中胚葉型**」に分類しました。

発生の過程では、消化管・内臓などになる細胞群をまとめて内胚葉、皮膚・神経などになる細胞群をまとめて外胚葉、筋肉・骨・血液など

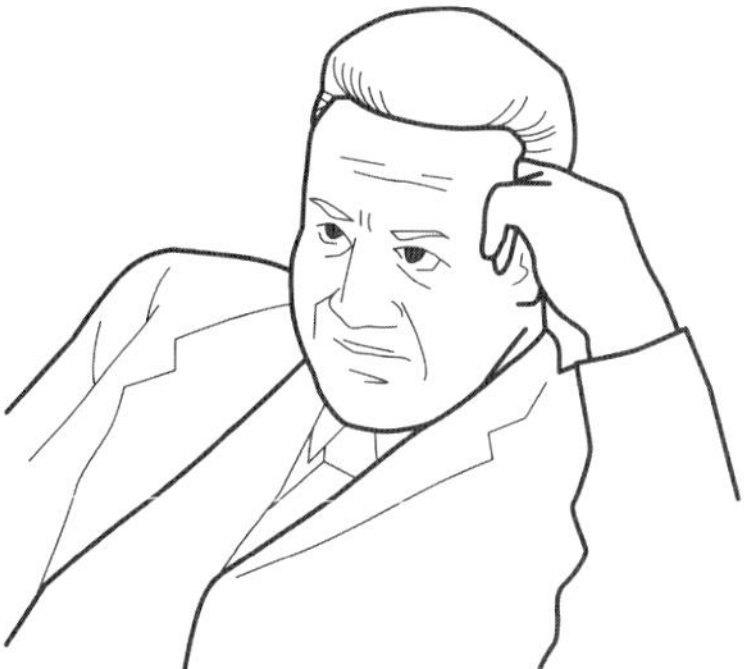

シェルドン博士

になる細胞群をまとめて中胚葉とよびます。この3つの胚葉は、実際の身体でも、内側、外側、その中間におおむね配置されるものです。クレッチマーの類型がシェルドンの分類に影響を与えた可能性もありますが、両方の理論には共通点が多く存在しました。大まかには「肥満型（循環気質）……内胚葉型」、「やせ型（分裂気質）……外胚葉型」、「筋肉質型（粘着気質）……中胚葉型」という対応です。

面白いことは、シェルドンが3つの胚葉型をどうして発想したかという点にあります。発生過程の3つの

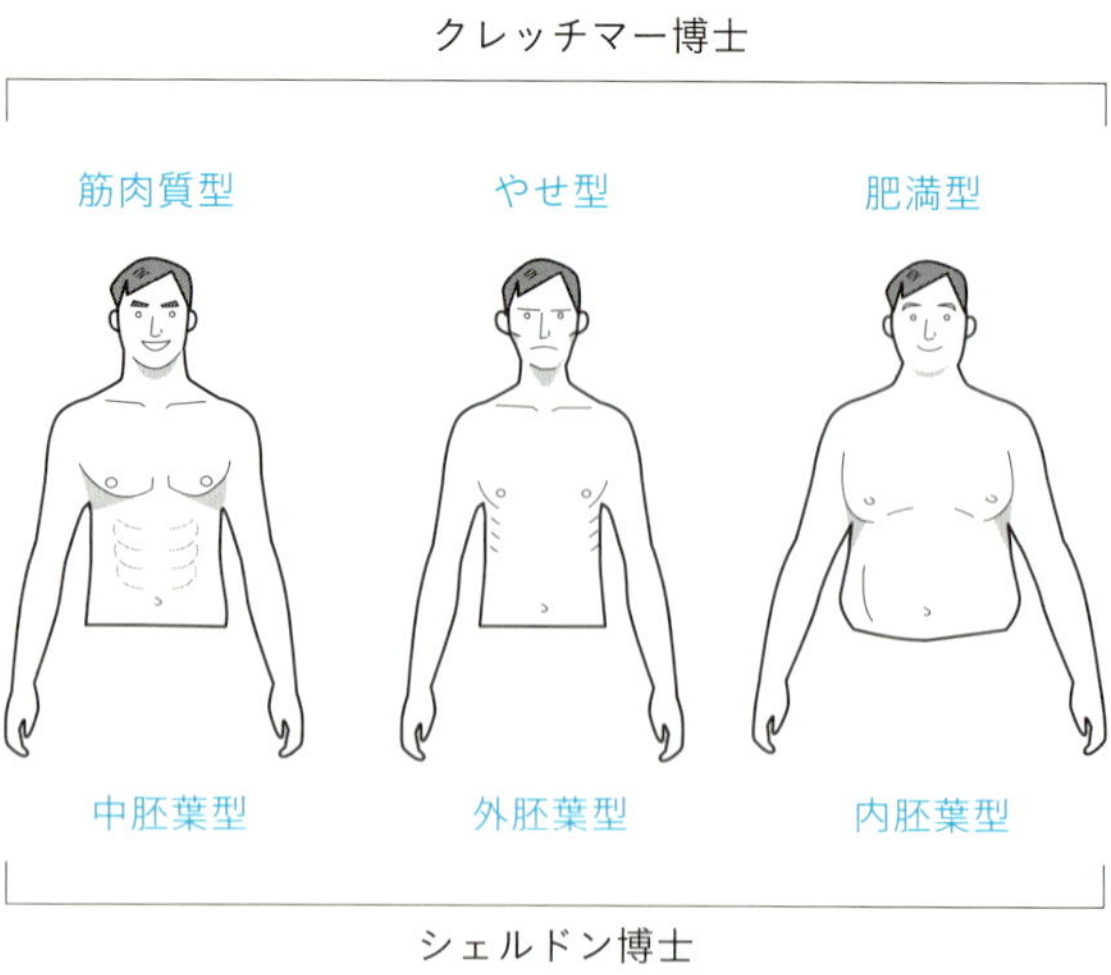

クレッチマー博士とシェルドン博士の類型分類の共通点

胚葉が、なぜ、体型と性格にかかわると考えたのでしょうか。おそらくは、私たちの身体のつくられ方に着目して、内胚葉が優位に働く体型、外胚葉が優位に働く体型、中胚葉が優位に働く体型、といった分類をしたのです。

「内胚葉型」の人は、消化管や内臓がよく発達していて、食べる量も多く、肥満になりやすい。満腹感にも似た、温厚な性格になる。しかし、内的な充足感が得られないと、心理的に不安定になりやすいという考え方です。同様に「外胚葉型」の人は、皮膚や神経（つまり、脳や感覚器）がよく発達して、消化管や筋肉が相対的に弱いので、やせの体型になりやすい。身の回りの情報に鋭敏に反応するため、神経質な性格になりやすいという感じです。「中胚葉型」の人は、筋肉や骨がよく発達するので、筋肉質のガッチリした体型になりやすい。運動能力が高いため、積極的に行動する性格になる、といった具合です。

このように、身体の中で優位に働く細胞や組織によって、体型と性格の関係が生じる。身体を構成する細胞や組織のバランスが、精神のあり方に影響すると考えたようです。

Q&A

Q 現代人と比べて、昔の人は「体質」にどのていど興味をもっていたのですか？

A 科学やテクノロジーが進んでいなかった時代にこそ、身体全体の性質としての体質に強い関心があったと言うことができます。病気の原因について他に説明できる考え方がありませんでした。その後、細菌・ウイルスなどが同定されて感染症がわかり、遺伝子やタンパク質の研究で病気の詳しい理解が進みました。ところが現在、がんや老化による病気、生活習慣病などを多くの人が患う時代になり、その発症には今なお不明な点が残されています。そこで本書では、最先端のサイエンスから、体質について考えてみることにします。

Q この章で紹介された当時より、日本人の生活は欧米化していると思います。それにあわせて体質も変化してきたのでしょうか。

A

日本人の生活は、戦後70年の間に急速に欧米化してきました。日本だけでなく、世界の人々の生活が変化してきたと言ってよいでしょう。私たちの身の回りを考えてみても、着物を着て、正座をして、米・味噌・醤油を食べて、瓦屋根の家で畳の部屋に生活する。こうした日本古来の衣食住のスタイルは少なくなりました。生活環境の変化とともに、私たち自身が変わっていませんか。例えば、若い人の顔形、体格やスタイルが目に見えて変わってきたと感じる方も多いのではないでしょうか。

Q

菜食や蒙古斑、耳垢型などの他に、日本人に特徴的な体質はありますか？

A

日本人には、胴長短足、中程度の体型が多いと言われてきました（今は変わりつつあります）。肥満の人が増えている一方、欧米で見かける極度の肥満体の人は少ないようです。またスポーツでは、特定の種目（長距離走や水泳など）に強いという傾向があります。これらは、身体の性質によるのかもしれません。日本人の特徴を考えるうえで、大切な要素の1つとして、四季を通じて、寒暖があって高湿の風土があげられるでしょう。気候や自然に対する適応力を高めているはずです。食事に発酵物が豊かなど工夫されています。いろいろな要因が重なり合って、現在、世界でトップクラスの長寿命国になりました。こうした日本人の特徴は、人口の大きな流入がなく、風土や文化のなかでつくられてきたと言うことができます。

Q 体型と性格の関係は、科学的に解明されているのですか？

A

質問返しになりますが、クレッチマーやシェルドンの分類についてどう思われますか？　共感できますか、あるいは、ほとんど共感しませんか。現代においても、体型と性格の関係について、科学的な根拠や相関性は明らかではないでしょう。しかし、20世紀当時に複数の科学者がそういう説を提唱したという歴史的に興味深い事実として受けとめることができます。これからの生命科学や脳科学の研究が何らかのヒントを与えてくれるかもしれません。

column

人力車夫が教えてくれた

ベルツが日本に滞在した頃、西洋人は「ジン・リキ・シャをひく人」を短くして「ジン（djin）」とよんだと言います。人力車は、電車や船舶などと比べて、前近代的な日本の交通手段でした。ところが、市街の細い道を移動したり、遠方まで疾走してくれる案内人として、特に印象深かったようです。『秋の日本』（ピエール・ロチ／著、村上菊一郎・吉氷 清／訳、角川文庫）に「このジンたちは、けっして疲れず、けっして息を切らさない。ただ坂を登るときだけ、汗が彼らの胸の上ににじみ出る。すると彼らは半纏《はんてん》を脱ぐ。」と、明治18年当時の車夫の様子が書かれています。このように、訪れた西洋人の多くは、日本的なものに新鮮な魅力と興味を感じていたようです。

現在、日本を含めて国際社会は、グローバル化のなかにあります。この流れは止めることができないでしょう。グローバル化とは、従来の国や地域の垣根を越えて、地球規模で資本、物品、人、情報、エネルギーなどのやり取りが行われることを言います。ある国の経済状況が他の国に影響を与える。人の往来が多くなって、感染症の流行も世界規模になる（パンデミック）。生産的な活動やエネルギーの消費が増えると、地球規模の温暖化につながる。LEDの光源が世界に広がったように、科学技術の進歩を分かち合える。これが進めば、地球上の多くの国がしだいに同質化するように変わっていくのでしょうか。

私たちは、質的に違ったものに魅力を感じるようになっています。同じであれば、好奇心は湧き出てきません。あなたが誰かを好きになるのも違いがあるからこそです。グローバル化のなかでの強みは、他にない個性にあります。日本らしさをどこに求めたらよいのでしょうか。歴史を振り返ってみると、江戸時代に独自に熟成した生活様式、建物、道具、文化、伝統にヒントがあるように思えます。それらを最先端のMade in JAPANでそっと包む感じです。自分の国や地域の特色を知って見極める。グローバル化とは、そういうプロセスなのでしょう。

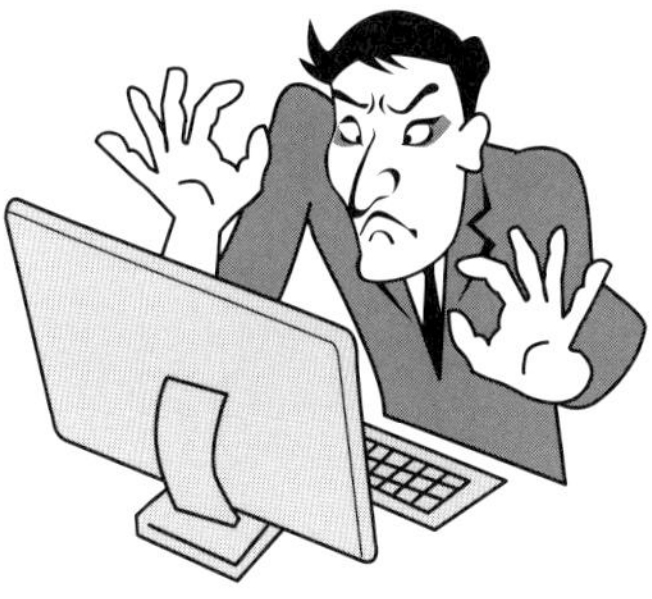

第3章

ヒトの誕生と個人差の出現

この章では、遺伝と環境が働き合うことで、生物の誕生と進化がなされたと言うことを述べていきます。個体発生（1つの受精卵からの誕生）と系統発生（原始生物からの多様な進化）を通して、現在のヒトは存在しているのです。こうした発生の過程のなかで、私たちの体質、つまり個人差や人種差が生じてきたと考えられます。

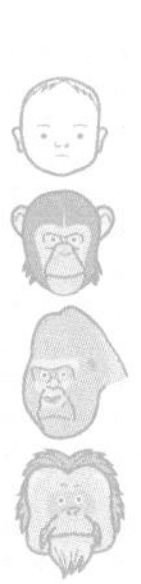

遺伝と環境の働き合い

1章でお話ししたとおり、「体質」とは、その明らかな例として、自分と他人を区別できる個人差であると言うことができます。同じ人種間で比べるよりも、異なる人種間の相違はもっとも明らかであり、これを人種差とよんでいます。ヒトと他の動物種とでは、その生物学的な違いは勿論大きくなります。では、私たちの身体の性質の相違はどこから来るのでしょうか。これを考えるために、ヒトという生物種とは何なのか、まずは原点に立ち戻ってみることにします。木《き》田《だ》盈《みつ》四《し》郎《ろう》氏（元・帝京大学教授、小児科医・遺伝学者）の記述を参考にしながら、遺伝と環境が働き合って、人類が誕生して進化してきたという話を進めていこうと思います。

私たちは、ヒトに特有のＤＮＡをもっており、親から子へと代々に受け継いできました。これを「**遺伝**」といい、文字通り、子孫にＤＮＡを遺して伝えるということです。そして、このＤＮＡこそが私たちの設計図、つまり「**ゲノム**」とよばれるものであり、そのなかに数多くの「**遺伝子**」の情報が書かれています。私たちは誰もがこのゲノムを等しくもっている。つまり設計図は同じなのに、どうして個人差や人種差が生じているのでしょうか。

個人差や人種差は、ヒトの誕生の過程で生じてきたものです。ここで言うヒトの誕生については、大きく2つの場面を想定することができます。1つは、1個の受精卵から身体がつくられて、その人が誕生するところ。これを**「個体発生」**とよびます。もう1つは、地球上に人類が誕生してきたことで、これを**「系統発生」**とよんでいます。これらの発生の過程において、体質を生み出す2つの要因、すなわち遺伝と環境はどのように働き合ってきたのでしょうか。

「個体発生」では、ゲノムに書き込まれた発生のプログラムにしたがって、

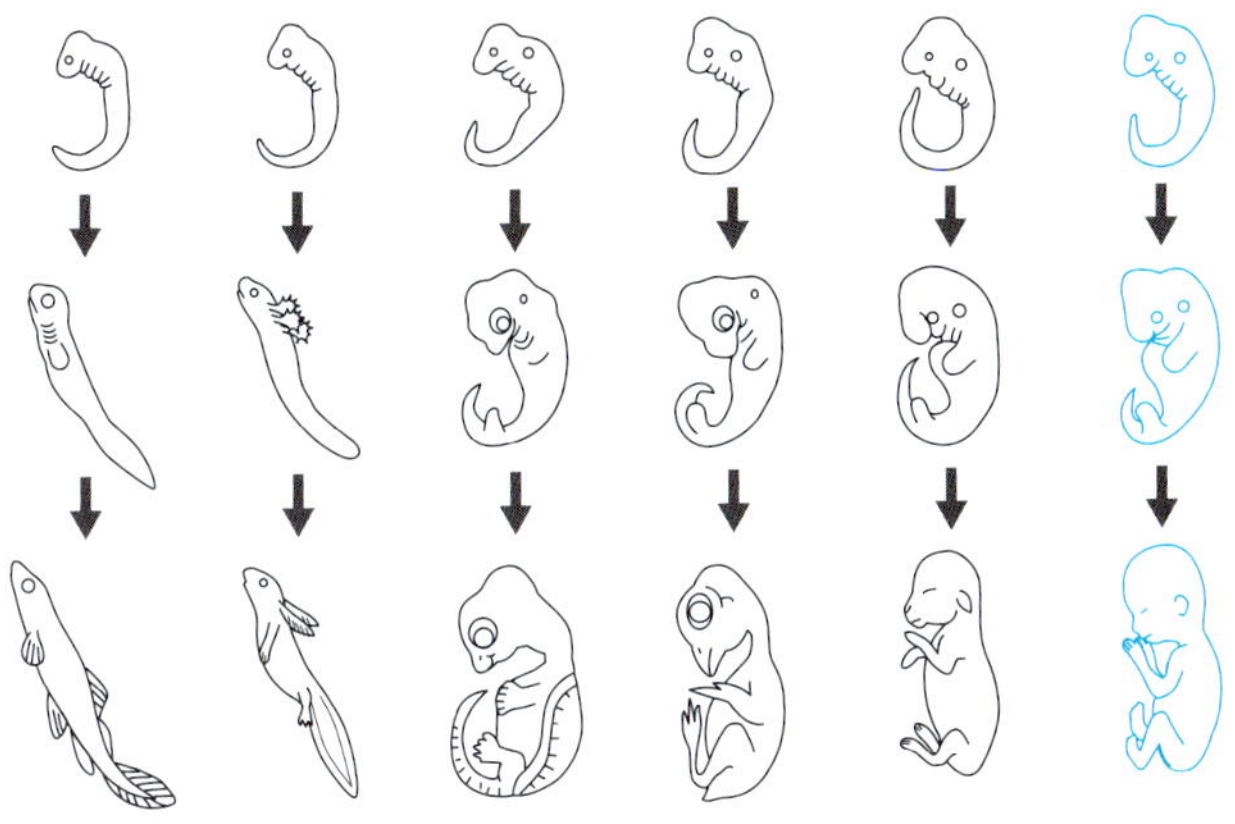

様々な動物とヒトの個体発生

母親の胎内で身体の全体と部分が順序通りにつくられていきます。約40週の在胎期間に、受精卵からスタートして、細胞の増殖と分化を通して、それぞれの組織・器官のもとが形成されるのです。発生の過程の始めのころは、次に述べるような**環境因子**の影響を特に受けやすいので、これを「**臨界期**」とよびます。ヒトでは、大まかに妊娠初期の12週頃までです。この時期に妊婦がウイルスの感染、アルコールやタバコ、薬やレントゲン、偏った食事などの環境にさらされると、成育中の胎児に重大な影響を及ぼしやすくなります。もしも発生のプログラムに誤りが起こると、胎児の生命が失われる場合もあれば、その子が病気になりやすい〝素因〟をもつ場合もあります。つまり、環境因子が発育中の胎児に影響を与える可能性があるのです。

例えば、「先天性風疹症候群」という病気があります。これは、免疫のない母親が妊娠初期に風疹ウイルスにかかると、その子どもに心臓病、高度の難聴、白内障などの障害が起こるものです。これに対する有効な治療法はないので、前もってワクチンを受けるという、感染の予防が第一と言えます。もう1つの例として、妊娠中の母親の飲酒によって、子どもに低体重、顔面の奇形、脳障害などの障害を起こすことが知られています。「胎児性アルコール症候群」と言われて、これにも治療法はありません。少量の飲酒であっても、妊娠中のどの時期であっても生じる可能性があるので、妊娠中の禁酒だけが予防策です。このように、個体発生の間は、環境因子が胎児の発生のプログラム（遺伝子の働き方）に影響を与えやすいということができます。ここでは、悪い影響を与える例をあげましたが、むしろ、身体づくりに欠かせない環境因子も数多く存在しているはずです。

「系統発生」については、どうでしょうか。約46億年前に地球が誕生し、最初の原始生物は海の中で生まれたと考えられています。たとえ生物体ができたとしても、子孫を残す（自分を複製する）ことがないならば、一代で終わってしまいますよね。このような原始生物に、複製できる物質、つまり遺伝情報の元になるDNAができたことで、生物は地球の環境に応じて代々に変化を遂げてきました。原始生物は原核細胞（環状のゲノムをもち細胞核がない）、そして真核細胞（線状のゲノムが染色体をつくり、細胞核の中にある）に進化して、長い時間をかけ

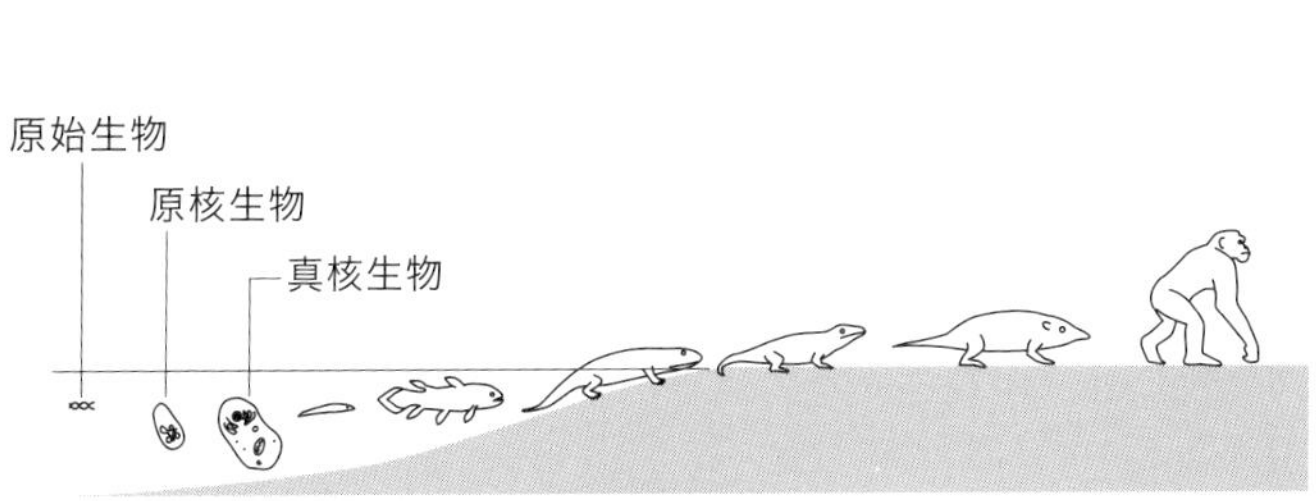

系統発生

て、すべての生物をつくり出してきました。ＤＮＡという共通した遺伝物質を使って、環境因子と作用し合うことで、多くの生物種が生まれたわけです。このため、地球単位の時間軸で見てみるならば、ヒトを含めた生物種は、「今なお、遺伝的に変化の途上にある」と言ってもよいでしょう。つまり、系統発生のタイムテーブルにおいては、すべての生物が遺伝的に変わりうる存在なのです。こうした系統発生とは、数え切れない個体発生を繰り返して起こってきたとも言えます。

近年では、色々な生物の設計図《ゲノム》を解読する「ゲノムプロジェクト」が進められ、２００３年にヒト、２００５年にチンパンジーのゲノムがそれぞれ明らかになりました。その結果、人類の誕生と進化を科学的に裏づけるように、ゲノムの構成においては、ヒトとチンパンジーの間で、約1.23％の違いしかないことがわかったのです。全体の約98.77％は同じと言うわけです。ヒトとチンパンジーのゲノムがほとんど同じであるため、進化の系統樹をつくってみると、最も近くに位置することになります。では、この両者の種差についてどのように考えたらよいのでしょうか。設計図がよく似ているなら、ヒトという存在は生物学的に何なのか、私たち自身について素朴な疑問が出てきました。

ここまで述べたように、個体発生と系統発生から学べることとは、「生まれつきの遺伝因子と身の回りの環境因子がいつも働き合っている」と言うことです。私たちは、気づかないうちに数多くの環境因子の影響を受けています。これまでの研究では、環境因子が作用する場合には、「ゲノム」に直接に働きかけるという考え方が有力でした。例えば、紫外線や放射線、化学物質などがゲノムのDNAに直接作用することで、遺伝子の傷をつくります。細胞を傷害したり、時にはがん化に向かわせるという報告が数多くなされてきました。遺伝子の傷がきっかけになって、DNAに変化が起こることもあるでしょう。つまり、環境因子が私たちのゲノム自体を書き換えるということです。

ところが最近、食事や運動や生活習慣などの環境因子が、ゲノムを書き換えることなく、遺伝子の働き方を換えてしまうことが明らかになってきました。**5章**で述べる「エピゲノム」（修飾されたゲノム）に作用することで、多くの遺

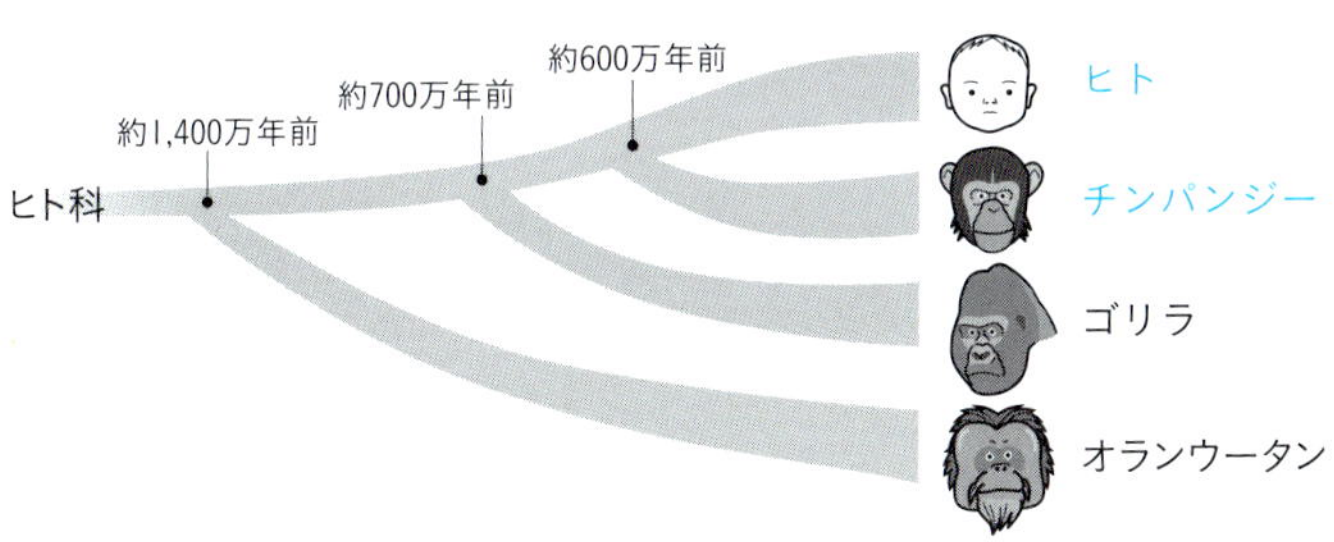

ヒトとチンパンジー

伝子の働き方が換わることがわかってきたのです。これらを総合して考えると、遺伝と環境がより密接に相互作用していると理解することができるでしょう。おそらく、個体発生と系統発生において、環境因子はゲノムとエピゲノムという2段階の遺伝因子に作用してきたと考えられます。そうすると、現在の私たちの体質、すなわち個体差や人種差というものは、こうした個体発生と系統発生のうえに成り立っていると言うことができそうです。

地球時間のなかでのヒト

ヒトとはどのような存在か。『遺伝を考えた人間の話―人類遺伝学入門（ブルーバックス）』（木田盈四郎／著、講談社）のなかから紹介したい文章があります。出版からほぼ30年が経過していますが、生命体の歩みを概観できる内容です。木田氏は、『人類進化学入門』（埴原和郎《はにわらかずろう》／著、中公新書、中央公論社）を参考にして、35億年前からの地球上の出来事を1年間のカレンダーに置き換えてみたと述べています。

さて、生命が地球上に発生してから現在までを、一月一日に始まる一年間に縮めたと想定して、種としてのヒトの歩みを見積もってみよう。（略）一月から四月までは、まだ生物の姿は現われず、四月初めに、単細胞藻類が最初の生物として生じ、五月初めに原始脊椎動物が発生する。そして、十一月三十日になって、初めて哺乳類の先祖が出現し、十二月に入って、ヒトの祖先と考えられている原始食虫目、つまりツパイ*1などが現れてくる。十二月二十三日ごろ、サルとニセザルが分化し、さ

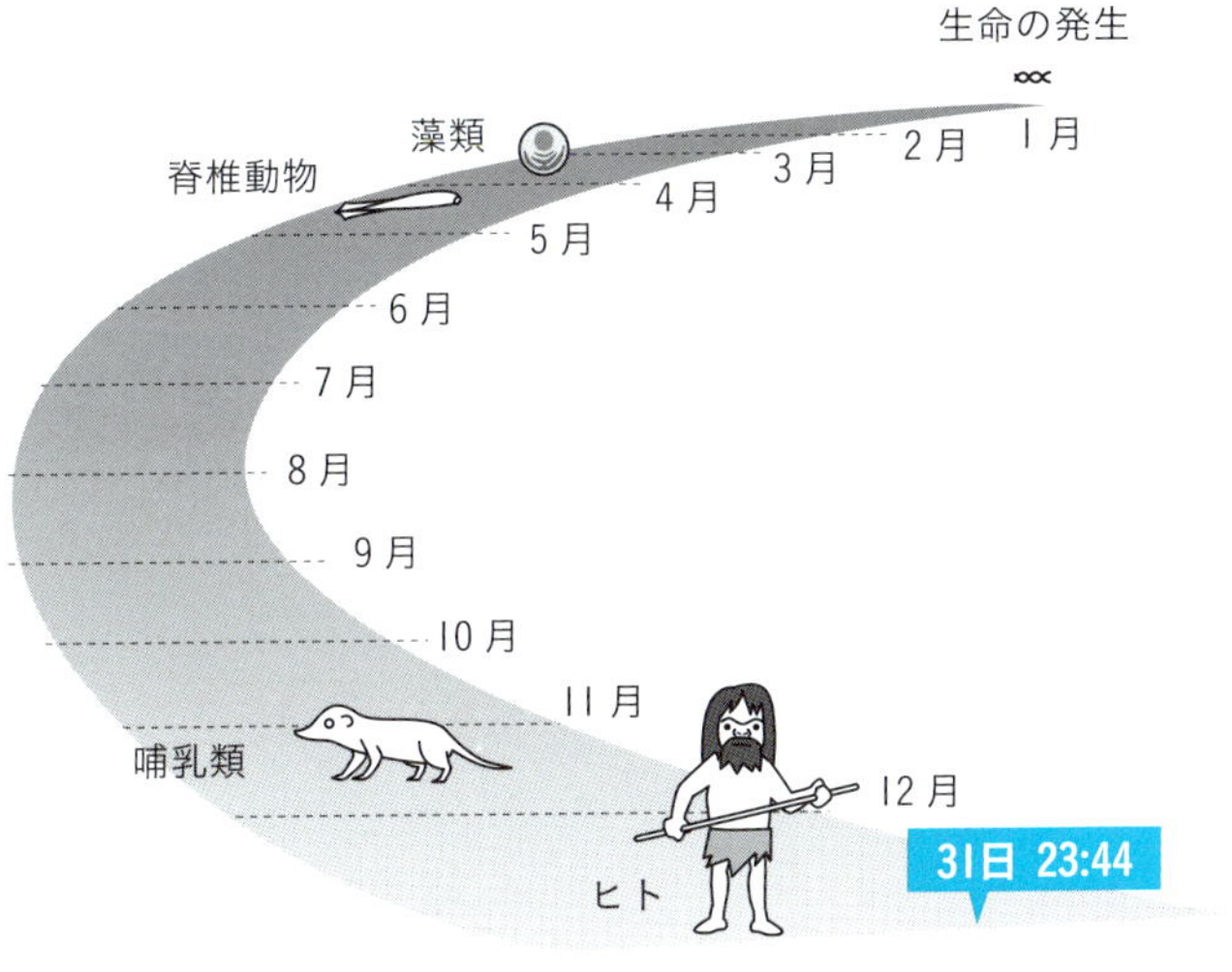

らに、新大陸ザルと旧大陸ザルが分化する。ヒトは、十二月三十日ころ、旧大陸ザルから分化したショウジョウ科から、さらに分化したものであるといわれている。ヒト（ラマピテクス*2）がみられるのは十二月三十一日の夕方になってからである。ようやく人類の先祖の姿が見えてきて、ヒト（ホモ・サピエンス）の出現するのは、今から一〇万年前とされているので、十二時の十六分前ということになる。午後十一時五十九分の一〇秒前に新石器時代に入って、十二時の二〇秒前にキリストが生まれ、十六秒前、わが国では大和朝廷が国内を統一し、五秒前にコロンブスがアメリカ大陸を発見し、二秒前にアメリカ合衆国が成立し、一秒前に明治時代となる。

この三十五億年を一年間として計算すると、一秒が約一〇〇年にあたることになる。つまり、ヒトの生物学的進化は、このスケールの終わりの六時間、文化的遺産は七〇秒前だから、約一分前に始まったということができる。つまりわたしたちは、ヒトとしての地球上での生存は、生物の進化の過程でとらえて見るとほんのつかの間の現象である、といえる。

わたしたちは、ヒトをこの地球の上で住んでいる生物の中の一種であるという現実を謙虚に見つめる必要があるというのは、こうした事実があるからである。

＊1 リスのような、半地上・半樹上性の小型の哺乳類。

＊2 アジア・アフリカ・ヨーロッパなどで発見される、人類と近縁の化石霊長類。

こうして、生命の誕生と進化を考えると、遺伝と環境は決して対立するものではなく、互いに協力して生物をつくり出してきた。そして、ヒトという生物種は、地球上の系統発生のなかのごく最近の産物の1つに過ぎないと、木田氏は強調しました。地球単位の時間のなかでは、人間単位の時間はごくごく短いことになります。考えてみたら、西暦で今年は2015年と言っても、一人の生涯を約50年と見積もって、西暦元年から40人でつながるほどの時間ですから。

引用が多くなりますが、もとの文章に触れるのがよいと思います。系統発生における生物の身体の成り立ちについて、マーティン・ガードナーの解説を用いて次のように書かれています。

ガードナーは、この本（『自然界における左と右』（坪井忠二・小島　弘／訳、紀伊國屋書店））の中で、ヒトの体が左右対称である理由を、地球上の生物の起源とその進化に基づいて、とてもじょうずに説明している。それによると、『地球では、生命は球対称から始まった。それが大きく二つの世界に分かれた。一つは円錐対称性を有する植物の世界であり、もう一つは左右対称性を有する動物の世界である』。

そういえば、地上に生えている植物は、クリスマスツリーでみるように円錐形をしているものが多い。動物は植物と違って、右と左が対称となっている。さらに、その起源をさかのぼってみれば、原始の海でできたばかりの生物は、プランクトンのような浮遊生物であったと考えられる。つまり、ガードナーはつぎのように述べている。『前後左右に揺られながら、海に浮いている単細胞の原始的な生物は、ほぼ球形をなし、どの方向にも対称面をもっている。けれども、いったん、生物が海の底や、陸に定着すると、はっきりとした上下軸ができる。どの植物でも、根の先とてっぺんとははっきり区別することができる』。しかし、植物では『前後とか左右とかの区別は全く存在しない。殆んどの植物が、大まかにいって、円錐的な対称形であるのはこのためである。つまり、鉛直な対称面を無限にもち、しかも水平的な対称面はもっていない。』

動物でも、イソギンチャクのように何か他の物に定着していて自力で動くことができない固着動物では、多くの植物と同じく、円錐形の輻射対称形をとっている。また、浮遊して移動する動物、例えば、ウニ、ある種のクラゲなども円錐形か球形をしている。

ところが、自由に移動できるものでは、前後の区別がはっきりしてくる。例えば魚でみるように、口は移動方向につくようになり、頭部と尾部がはっ

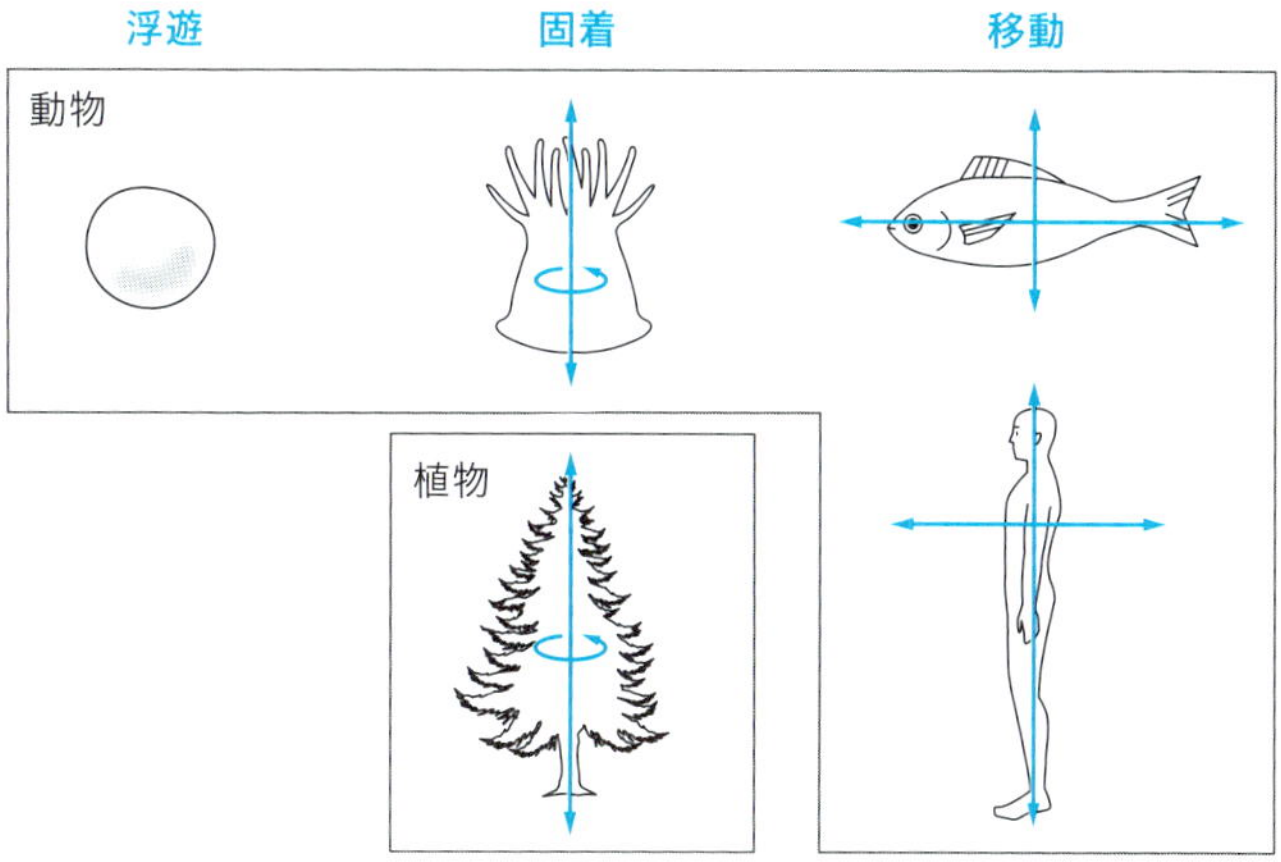

きり区別できるようになってくるのである。このように、動きまわるようになったために、動物には、前後（頭と尾）の区別ができたが、同時に、重力の作用で上下、つまり背部と腹部の区別ができた。

（中略）左右には、重力のような一方向きの力が、水平に、働くことはない。それが、多くの動物の体の構造が、左右対称になっている理由であると説明されている。

このように、動きまわる生物では、左右対称は変化せずに、前後（頭尾）と上下（背腹）で、魚の尾とひれ、爬虫類・哺乳類・鳥では脚や翼などが生じたというのです。つまり、ヒトを含めた生物は、海の中での浮遊、固着、そして移動という3つの過程を経てできたものであり、言わば、私たちの身体の原型は「海の中でつくられたもの」になると言います。海から陸へ、森や平地へ、と生きる環境を変えることが、ヒトの身体の全体と部分をつくりあげてきました。そして「多様な環境で生活することで、個体差が生まれ続けている」と考えられるのです。生物とは、環境の中で、その形態と機能を一体として変化させてきた産物と言うことになるでしょう。

ヒトの顔が多様であること

すこし身近なところに話を戻しましょう。個体差（個人差）のなかでも、私たちの**顔**の違いには特別の意味があります。人類の進化にも深くかかわっているようです。日常の生活のなかで、私たちは相手の顔を見て、お互いを認識しています。新聞やテレビ、インターネットでも、顔写真がその人の決め手になります。また、多くの身分証明書（パスポート、運転免許証、学生証、所属のIDカードなど）にも顔写真が使われています。その人であるとすぐに判別できるからです。

もしも私たちの顔が皆同じであったら、どうでしょうか。自分も周りの人も同じ顔で区別がつかないとしたら、大きな混乱や苦労が生じるでしょう。出会うたびに、お互いを確認するか、あるいは、すべての人が名札をつけなくてはなりません。このように、自分が他人の顔を識別できること、逆に、大勢の人のなかから自分の顔を認識してもらうことは、対人関係をスムースにするために欠かせないポイントなのです。

２０１４年、カリフォルニア大学バークレー校のマイケル・シーハン博士らは、ヒトの顔が十人十色で違うのは、個人のアイデンティティーの信号を伝えるように進化した結果であると言う研究を発表しました。ヒトは、集団生活をするなかで、顔の多様性をつくり出すとともに、顔の微妙な特徴を見分ける能力を獲得してきたというのです。

シーハン博士らは、数千人の顔および身体の各部分を計測して、そのデータを比較検討しました。「身体の他の部位と比べて、顔の形態はかなり多様なこと」が明らかになりました。通常、身体のほとんどの部位では、形態上の比率がほぼ一定です。例えば、手の横幅が大きいならば、その縦長も大きい、といった具合です。その一方、鼻の横幅と縦長の比は一定ではありませんでした。特に、目・鼻・口の三角形の範囲が変化に富んでいることから、個人を識別するには最適の部位であると考えられました。つまり、顔を特徴づける部分が選択的に多様化したことで、他人を容易に識別できるようなのです。

ヒトの進化の過程で、顔の多様化が進んできたという仮定を確かめるには、それにかかわる遺伝子やゲノムの変化を調べるのがよいでしょう。そこで、約千人分のゲノムを解読

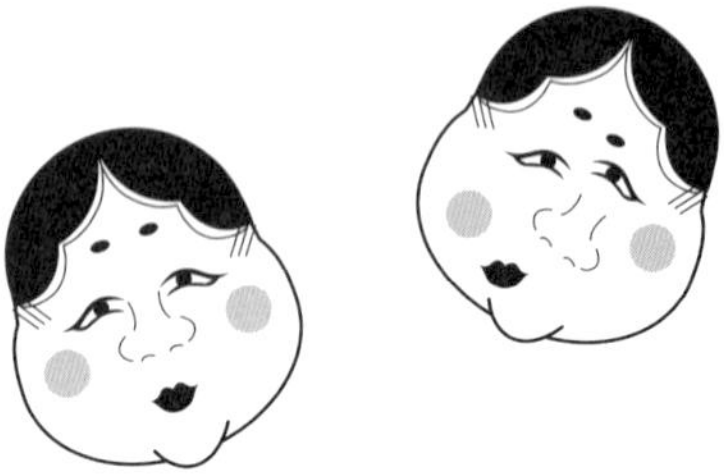

した「1000人ゲノムプロジェクト」の結果を用いて、個人間の変化（**4章**で詳しく述べる1塩基多型などを含む）が分析されました。すると、身長やその他の身体の特徴にかかわるゲノム領域と比べて、顔の特徴に関連するゲノム領域に変化が出現する頻度が高いことがわかったのです。これは、進化のなかで、顔の多様性を高めるような力（専門的には選択圧と言う）が働いたのではないかと考えられました。また、この特定のゲノム領域に起こる塩基の変化は大昔の遠い祖先ももっていたことから、顔の多様性は現生人類（ホモ・サピエンス）が出現する前からあったと、シーハン博士らは推測しています。この選択圧の実体についてはわかりませんが、集団が大きくなるなかで、個人間の識別に顔を使い始めたことが要因の1つではないかと考察しています。

通常、生物の遺伝的変化においては、環境に適応するために有利な特徴は残りやすい。一方、不利な特徴は自然淘汰で失われていく傾向にあります。そのため、生存にかかわる特徴ほど多様性が低くなり、**同質化**しやすくなります。しかし、生存に大きく影響しない特徴、または、他の何かに有益な特徴であれば、その変化が不利に働かない限り、維持されて**多様化**していくのです。前に述べた『人類進化学入門』のなかで、埴原氏は、顔面と脳の変化について次のように述べています。

> 顔面のさまざまな変化―退化―は、脳の大型化と密接に関係しており、それはちょうど、歯と脳との関係にきわめてよくにている。いいかえれば、顔が小さくなるとともに脳が大きくなったのであって、この関係は、単に人類のみならず他の動物、たとえばイヌにもみることができる。

このように考えてくると、ヒトは進化において、顔の退化によって多様性をつくるとともに、その顔の特徴を見分ける脳を大きく発達させてきたと考えられると思います。

ヒトの進化において、とりわけ、顔の部分が多様化してきたことは、私たちの現代社会でどのような意味をもっているのでしょうか。この多様性を利用して、私たちは以前から、似顔絵や顔写真を用いて、個人を識別してきました。今日では、コンピューターを用いた「**顔認証**」が行われるようになりました。いわゆる、生体認証（バイオメトリクス認証）とよばれるものです[*3]。

コンピューターによる顔認証の手順は、次のようになります。人の顔の画像データの入力、顔領域の抽出、顔特徴の切り出しと補整、顔特徴の抽出、すでに保存されたデータとの照合処理という流れによって、個人を特定することができます。調べる対象の顔画像を登録画像のライブラリーに高精度かつ高速で照合するために、パターン認識のアルゴリズムを組合わせた機械学習法が使われています。

例えば、顔の特徴点（眼・鼻・口の中心と両端など）の位置関係やこれらの点間の距離などを計測します。人の顔は、撮影の条件、その時の表情、髪型や化粧、成長や老化、整形・けがや病気などで変化しますが、これらの影響はある程度補整することができます。いったん入力すれば、いつでもどこでも認証に利用できますし、パスワードや暗証番号とは異なり、うっかり忘れることもありません。顔認証は、他の方法と比較して、そのメリットは大きいわけです。

ところが、自動の顔認証は、何万〜何百万人の顔画像のデータベースの中から特定の1人を速やかに見分けることになりますので、個人情報やプライバシーの保護がより重要になってきました。このように、ヒトの顔の多様性は、人類学や遺伝学という学術面だけでなく、社会における新しいテクノロジーの活用法までつながっているのです。

＊3 身体の特徴を用いて、個人を識別するものであり、その人に特有の顔や指紋、指静脈、手形、耳形などが用いられる。

親から子への3つの伝達

この章の最後に、『先天異常の医学』（木田盈四郎／著、中公新書）のなかから大事な考え方を取り上げたいと思います。ゲノムと遺伝子がその人の性質に寄与することには、おそらく疑う余地はないでしょう。このため、生命科学の研究者はそれだけで説明しようとしがちです。しかし、ヒトの在り方についてはもっと幅広い視点から考える必要があると、木田氏は指摘しているのです。

> 一般に親子、兄弟姉妹はよく似ている。これは、血のつながりや遺伝にもとづき、〈遺伝子が伝達したもの〉であることはよく知られている。（中略）つまり、これは、遺伝子の単純な伝達でなくて、父と母という、二つの異なった遺伝子群の結合による、子という新たな遺伝子群の発生ということになる。（中略）乳児期と幼児期前半での育児の過程で、親から子が受け継ぐものは、つぎに述べる幼児期後半以後の〈学習〉とは異なり、多くの集団生活をする動物にみられるもので、生理的身体的機能と結びついて形成され、動物行動学ではこれをイン

プリンティング（刷り込み）とよんでいる。これには、立つとか、食べるとかという一見本能のようにみえるたくさんの行動が含まれている。親のしぐさのちょっとしたくせを、子どもが知らず知らず身につけていたりするのも、この例である。これは、集団生活のなかで、なまみのお手本によって、見覚えたり、教わったりして身につける行動で、〈文化的伝達〉とよばれる。

もう1つの伝達は、主として学童期から思春期の時期に、家庭、学校、社会のなかで、学問、芸術、技術、ファッション、家庭生活、政治活動などの形で、学習によって習得されるもので、〈社会的伝達〉とよばれる。

このように、ヒトの類似性の伝達では、〈遺伝的伝達〉〈文化的伝達〉〈社会的伝達〉の三つが区別される。〈ヒトの遺伝〉や〈ヒトの社会〉について考えるとき、純生物学的伝達の側面からみるだけではすまないのも、そのためである。さらに、この三つの伝達は時間的関係に支配されており、その順序が少しでも狂うと、身体構造、精神発育などに障害が起ることも知られている。

ヒトとしての存在を考える場合、ゲノム情報という〈遺伝的伝達〉だけで考えることはできない。なぜならば、生まれた後の〈文化的伝達〉と〈社会的伝達〉が、同じくらいに重要であるからと言っています。子どもにとって、この3つの伝達の時間的な順序も重要であるという指摘は洞察力に富むところです。これらは生活環境の主な要素になることから、子どもを取り巻く親・家族や社会が果たす役割は実に大きいわけです。このような理由から、3つの伝達の型という観点は、私たちの体質や個人差を考えるうえでも欠かせないものになります。こうした理由から、自分の性質が何に由来するか、どう伝達されたかを知ることは、私たちが生きていくうえでの貴重な参考になるわけです。

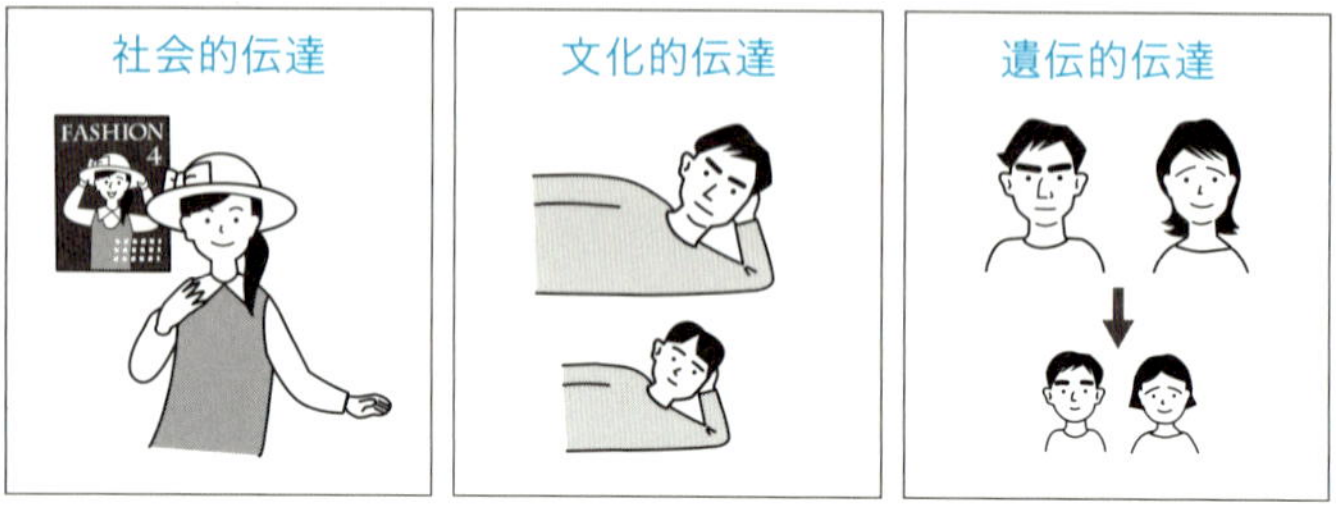

Q&A

Q

ヒトとチンパンジーの設計図が1.23％違うなら、ヒトどうしはどれくらい違うのですか？ 親子では？ 他人では？

A

1つの生物種では、ゲノムの塩基配列は基本的に同じです。ヒトの個々人で比べてみると、約99.9％は同じですが、0.1％程度の違いがあることがわかりました。1000塩基に1個くらいの違いがあることになります。親子の場合など血縁者間では、違いは少なくなるでしょう。この個人間の違いの頻度を高いと考えるか、低いと考えるか。詳しくは**4章**で述べましょう。

Q

どのような環境因子が私たちの体質をつくるのか、もう少し詳しく教えてください

A

体質に影響を与えるものには、遺伝因子と環境因子があり、これらは互いに作用し合っています。氏と育ちと言い換えてもよいでしょう。環境因子には、発生や成長の時期の生育環境、その後の生活環境があります。木田氏が述べた文化的伝達、社会的伝達も含まれるでしょう。とりわけ、毎日の食事・栄養は、私たちの体質に深くかかわる環境因子です。食生活の具合によって、肥満体質、やせ体質をもつ人は増えていると言われます。

Q 環境の変化に乏しければ、個体差は小さくなっていくのでしょうか？

A

生物の進化と適応に関する2つの説から考えてみましょう。「ダーウィン説」では、遺伝的な変異がランダムに起こるなかで、環境因子によって選択が起こり、その結果、特定の変異が固定するとします。他方、「ラマルク説」では、環境因子が特定の遺伝的な変異を起こし、それが固定することで適応すると言います。いずれも、遺伝因子と環境因子が働き合って、多様性が生じるモデルです。このため、環境因子が不変であれば、個体差は小さくてよいと推測できます。

Q よく「体質は遺伝する」と言うのは、遺伝子だけが原因ではないということですか？

A 体質には、生まれつきの遺伝による場合もあれば、環境に応じて新たに獲得される場合もあります。しかも、遺伝因子と環境因子が働き合うことから、体質は予想以上に複雑なメカニズムをもつと考えられます。遺伝子だけが原因ではないことは、一卵性双生児を例に挙げ、エピゲノムという考え方を用いて**5章**で説明しましょう。

column

ホモ・サピエンスという生物種

生まれたばかりのヒトは、一人で何もすることができない。首が座っていないので、頭がぐらつきます。もちろん、動き回ることは不可能です。手厚く世話を受けながら、生まれて半年頃から寝返りをして、座ることができて、そして1歳頃にやっと歩くようになります。つまり、他の動物と比べれば、運動能力が特段に劣っているのです。このため、生後の1年間は、ヒトはまるで胎児のような状態と言われます。

さらに、ヒトは感覚能力についても劣っています。視覚、聴覚、嗅覚など、とくに優れているとは言えません。これらの理由から、地球上で生存していくためには、ヒトは脳を発達させて知能を高めるしかなかった。これがヒトの進化についての通説の1つです。

人類が、他の生物と決定的に違うのは何でしょうか。ヒトは文字を書きます。他の生

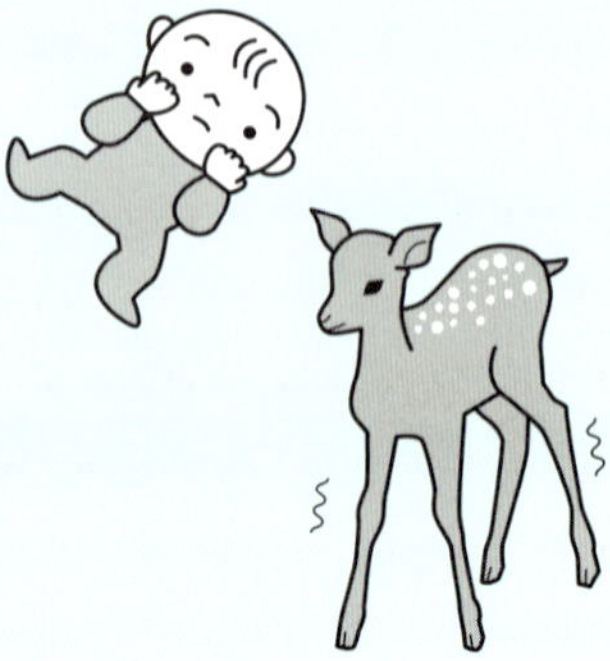

物でも音声はもっていますが、今のところ、文字で記録することができるのは人類だけでしょう。時空間をつなげる高度なコミュニケーション技術と言えます。その結果、知識を蓄えて複雑な道具をつくってきました。手づくりの道具はもとより、家電、車、船、飛行機、コンピューター、ロボット、原子力、宇宙船までつくり出しました。今やインターネットを張り巡らし、地球を制して宇宙に及ぶかのよう。つくった道具によって、人類だけでなく、地球を変化させたり破壊するところまで達しているのです。

原点に立ち戻れば、私たちは誰もが赤ん坊だったのです。つまり、地球上に共生するもののなかで、能力的に劣った動物として、私たちは地球の上で生かされている。そう思えば、人間単位ではなくて、地球単位で物事を考えなくてはならないはずです。真にホモ・サピエンス（知性ある人、賢い人）になれるのか。謙虚さと遠い未来までの想像力が問われているのです。

第4章

体質遺伝子はあるのか

この章では、体質が生じるメカニズムとして、生まれつきに決まる「ゲノムの個人差」と、「複数の遺伝子のバランス」作用について述べていきます。しかし、ヒトの多様性を考えても、ヒトとチンパンジーの間の種差を考えても、体質にはもっと多くの要素が働いていても不思議はありません。今まさに、研究が進んでいるところなのです。

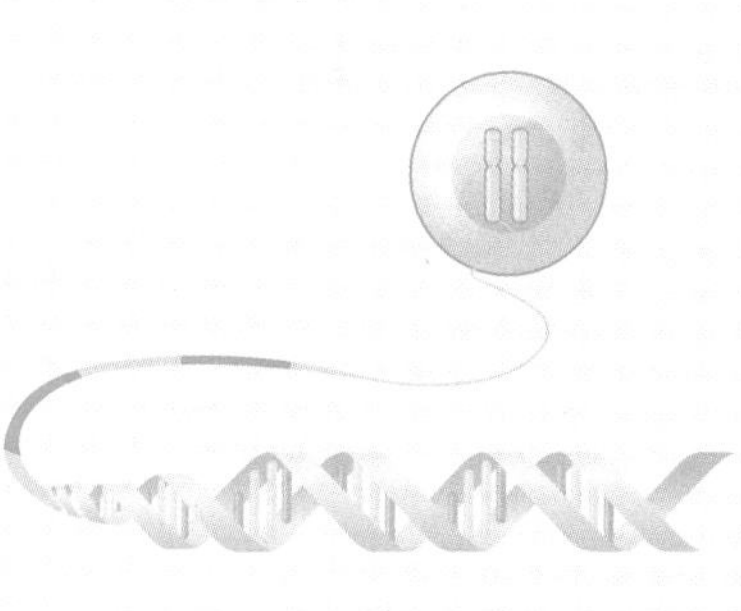

ヒトのゲノムと遺伝子

私たちの身体は、200種類以上の細胞が60兆個くらい集まってつくられます。そして、それを構成する各々の細胞が「**ゲノム**」をもっています。この設計図としてのゲノムが、デオキシリボ核酸（**DNA**）とよばれる分子なのです。本章のはじめに、ゲノムと遺伝子について整理してみましょう。

DNAは、**グアニン**（**G**）、**アデニン**（**A**）、**チミン**（**T**）、**シトシン**（**C**）と言う、4つの**塩基**がさまざまな順番で連なった核酸という物質で、この塩基のつながり方（配列）が、いわゆる、生命の設計図の本体なのです。各々の塩基はデオキシリボースという糖と結合しており、デオキシリボースどうしがリン酸を介してつながることで、1本鎖のDNAが形成されます。さらに、AとTの間、そして、GとCの間は水素分子を介して緩く結合することができます。例えば、GATCとCTAGという配列のDNA鎖が2つあったとしましょう。これを上下2段に重ねてみると、左から順番にGとC、AとT、TとA、CとGというように、水素を介して結合するペア（**塩基対**）を形成することができます。こうして、ペアになる2つのDNA鎖があると、安定な2本鎖のDNAを形成するのです。

このような原理に従って、ヒトを含む多くの生物のゲノムができあがっています。

ヒトは2セットのゲノムをもっていますが、その1セット分は、約30億の塩基対のDNAからなっており、そこに2万5千個の「**遺伝子**」が存在します。ここで言う遺伝子とは、私たちの身体の部品である「**タンパク質**」をつくるための配列としましょう。他の生物種と比べてみても、ヒトのゲノムの大きさや遺伝子の数は決して特別ではありません。この1セット分が、

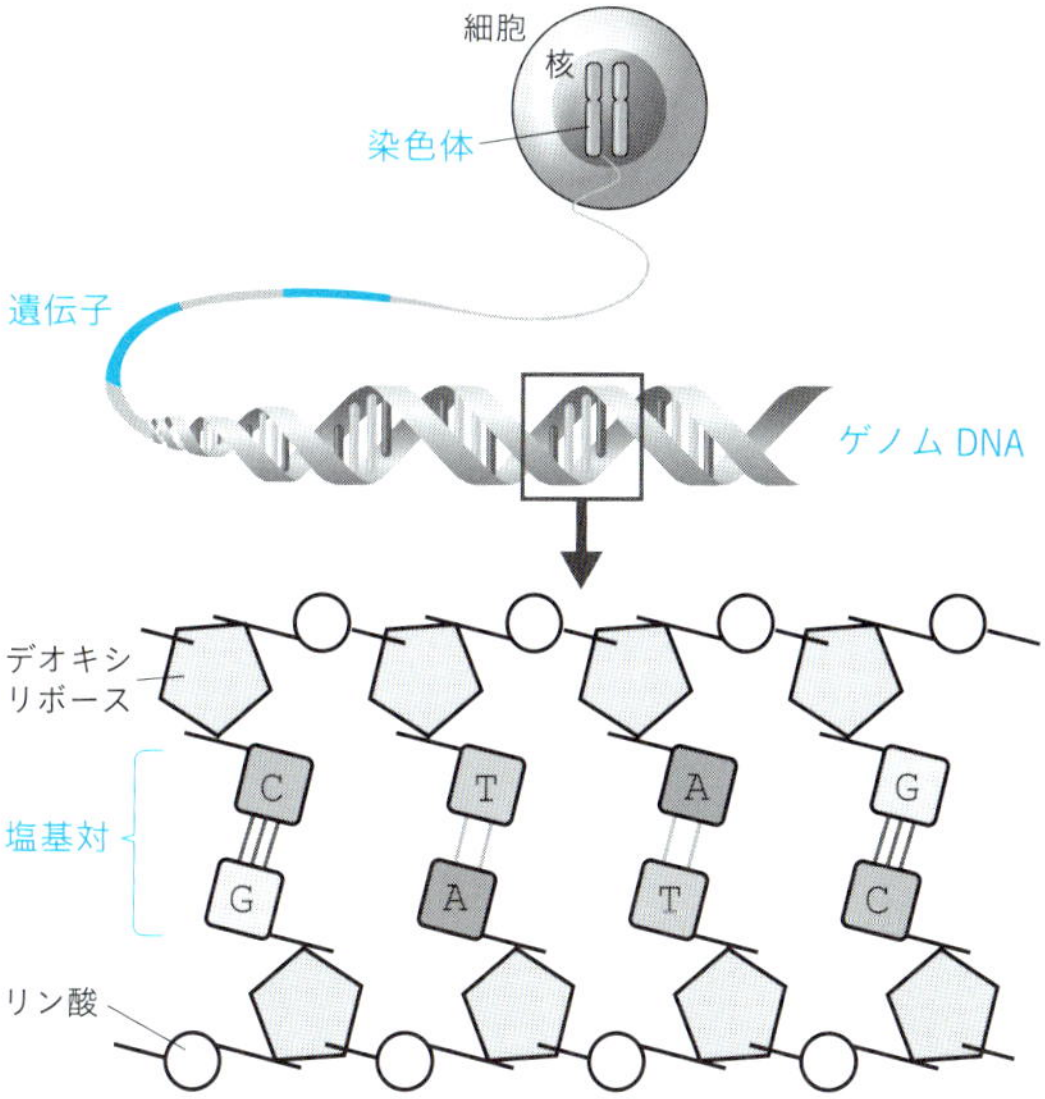

1番〜22番の常染色体、XまたはYの性染色体と言う、23本の**染色体**に納められています。私たちの身体を構成する細胞（体細胞とよぶ）は、両親から1セットずつゲノムを受け継いで、計2セット分の約60億の塩基対のDNAをもっています。同じ遺伝子を2個ずつもつことになりますね（これらを対立遺伝子とよぶ）。

したがって、体細胞のゲノムは、2本ずつの常染色体（1番〜22番）と、女性ならばXX、男性ならばXYという2本の性染色体で構成されています。通常、染色体の型を、女性では（46，XX）、男性では（46，XY）と記載するのはこのためです。ヒトは、全部で**46本の染色体**をもっており、女性ならばXX、男性ならばXYが含まれるという意味です。

では、ゲノム上の遺伝子はどのように使われるのでしょうか。遺伝子（DNA）からは、核酸としての性質が少しだけ異なるリボ核酸（**RNA**）がつくられます。これを「**転写**」と言います。研究者は、これを遺伝子が〝発現する〟、〝読まれる〟とも表現します。この後に、RNAからタンパク質がつくられて、これを「**翻訳**」とよびます。遺伝子から読まれたRNAの3つの塩基に対して1つのアミノ酸が運ばれてくる、という作業が繰り返され、アミノ酸が長くつながったものがタンパク質です。つまり、ヒトを含む生物では、DNA＝情報分子が、RNA＝伝達分子を介して、タンパク質＝機能分子をつくるのです。

要するに、ゲノムの情報を利用するには、「DNA↓（転写）↓RNA↓（翻訳）↓タンパク質」という流れがあります[*1]。

実際に、遺伝子はどういう形をしているのでしょうか。ほぼすべての遺伝子が、共通のユニットのような構造をもっています。少々専門的になりますが、我慢して読み進めてください。RNAに転写される部分を遺伝子の「**本体（ボディー）**」とよびますが、通常ここだけを指して「遺伝子」と言うこともあります。ボディーには、タンパク

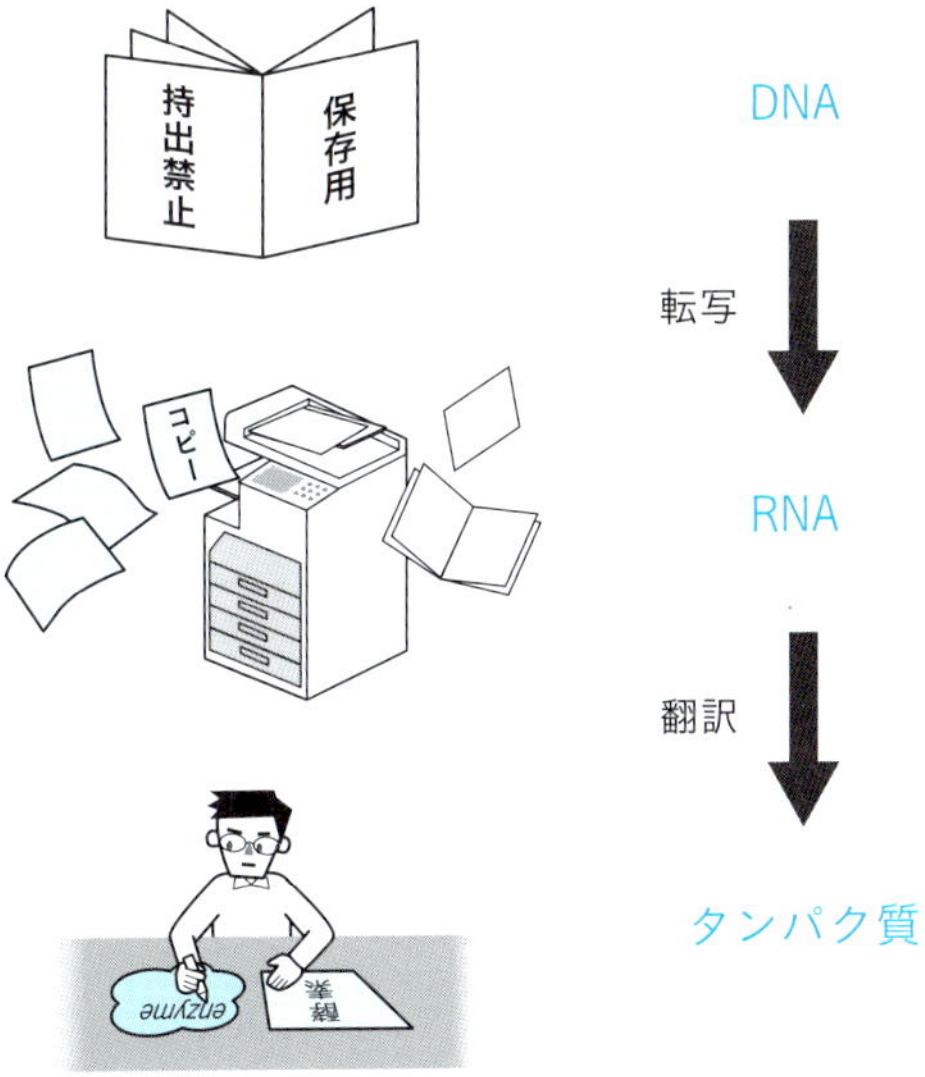

質をつくるのに使われる部分（**エキソン**）と使われない部分（**イントロン**）があります。遺伝子の転写がはじまるところは転写開始点とよばれ、そのすぐ近くに「**プロモーター**」と言う配列があります。遺伝子が転写されるためには、このプロモーターが欠かせません。なぜなら、転写に必要な転写因子とRNA合成酵素（RNAをつくる酵素）というタンパク質が、プロモーターに集まって働くからです。転写因子は、ここで一緒に働くタンパク質の仲間を引き連れてくる先導役のような働きをしています。遺伝子の働きを支える役者たちについて、防災備品とし

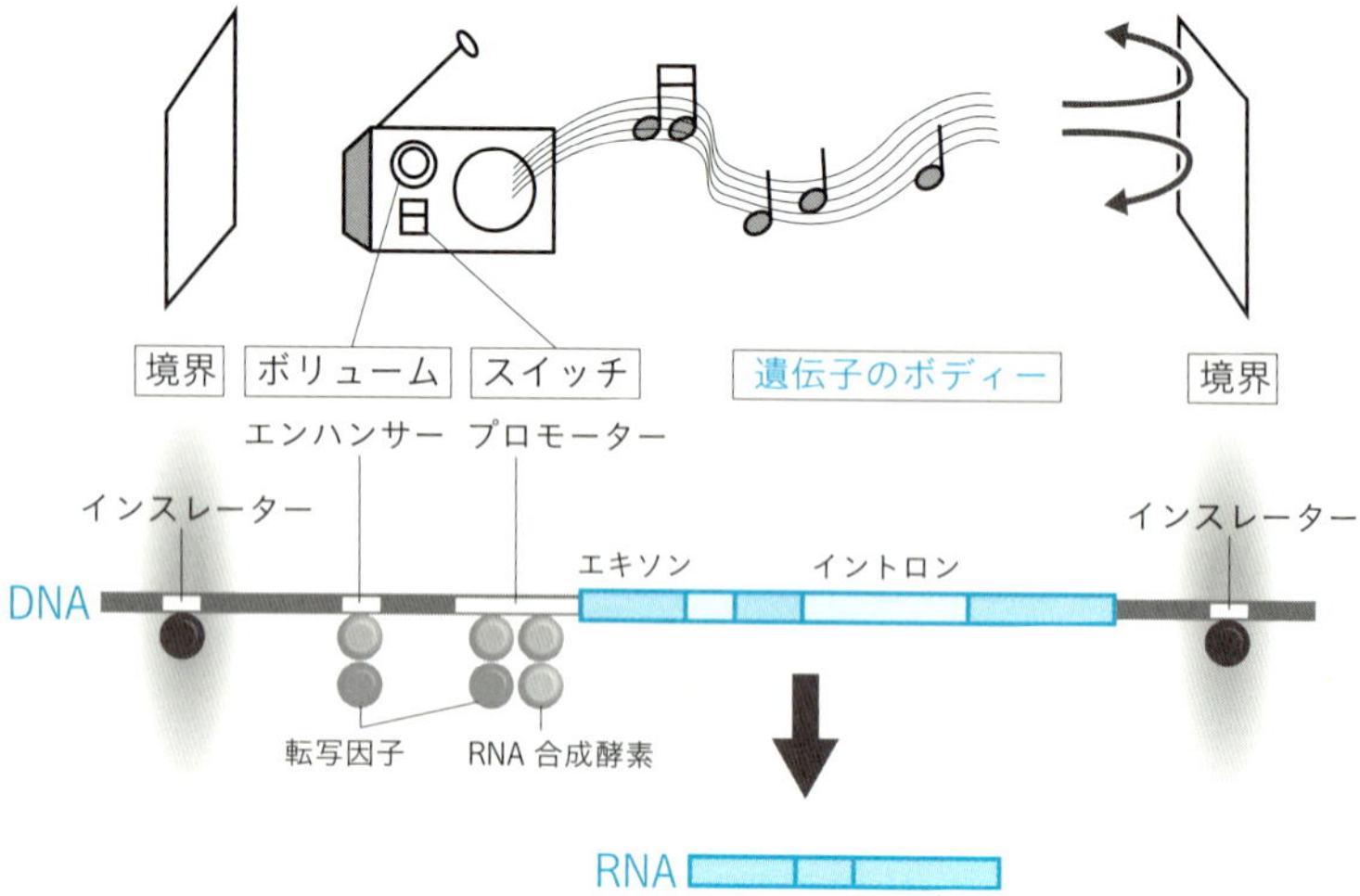

て再注目されているラジオに例えてみましょう。先に述べた「プロモーター」は、転写の〝スイッチ〟に相当します。遺伝子のON／OFFは、ここで決まると言ってもよいでしょう。そして、遺伝子の転写量を調整する〝ボリューム〟に相当する配列が、「**エンハンサー**」です。ここにも、転写因子が結合して働いています。

このような遺伝子が2万5千個、ゲノム上のところどころに並んでいるわけです。では、ゲノム上で隣り合った遺伝子が、異なった細胞や状況のもとで、どのように働くのでしょうか。それぞれの遺伝子が独立して働くことができる仕組みがあるのです。それは、遺伝子と遺伝子の間にあって、境界を決める「**インスレーター**」とよばれる配列によります。インスレーターとは、工業製品でいう〝絶縁体〟の意味です。インスレーターがあると、隣り合った遺伝子でも、それぞれ固有の働き方ができるのです。インスレーターで両側の境界が決められると、遺伝子のプロモーターとエンハンサーはそのなかで働き合います（**5章**も参照）。

まとめてみると、各々の遺伝子には、プロモーター、エンハンサー、インスレーターの配列があります。遺伝子のボディーがタンパク質をつくる配列とすると、プロモーター、エンハンサー、インスレーターは遺伝子の働きを調節する配列です。このような理由から、タンパク質をつくる塩基配列に変化が起こると、間違ったタンパク質がつくられてしまいます。プロモーター、エンハンサー、インスレーターの配列に変化が起こると、遺伝子の働き方が変わることになるわけです。

「体質」とは、その人を特徴づける個人差（または個体差）です。十人十色、私たちの違いはどこからくるのでしょうか。体質を決めるものは、ゲノムの設計図のどこにあるのでしょうか。これから本書が主題とするところに向かって進んでいきたいと思います。体質と言うものは、まず間違いなく、かなり複合的に成り立っています。体質や病気のかかりやすさについて、その謎に迫っていくことにしましょう。

＊1 DNAからRNAに写し取ることは、同じ核酸の間での変換なので「転写」。他方、核酸からタンパク質への変換は、異なる言語になぞらえて「翻訳」とよばれる。

1塩基多型（SNP）とは

私たちの体質が生じるメカニズムについて、現代の生命科学がいくつかのヒントを与えてくれます。その1つが「**1塩基多型**」（**SNP**《スニップ》）とよばれるものです。ランダムに選んだ個人の間でゲノム全体の塩基配列を比べてみると、約99.9%は同じ配列だと言います。ほとんど同じですが、裏を返せば、残りの0.1%の配列が異なっています。これからわかるのは、一括りにヒトといっても、ゲノムの多様性があるようだと言うことです。すでに述べたように、地球単位の時間軸から推測してみると、ヒトは遺伝的に変化の途上にある生物だと考えることができます。しかも、ヒトとチンパンジーのゲノムを比較してみて、その違いは約1.23%しかないことも前述のとおりです。そうであれば、ヒトの間での0.1%の違いは、個人差を生み出すのに十分かもしれません。

私たちは、一般の集団において、ある塩基配列の違いが**1%以上**の頻度で現れる場合を「**多型**」（ポリモルフィズム）とよびます。これに対して、同様の集団のなかで**1%未満**の頻度の場合には「**変異**」（ミューテーション）と言って区別しています。つまり、個々人のゲノムの配列を調べて、ありふれた塩基の違いを多型として、まれな塩基の違いを変異と言うわけです。ここで注意したいのは、遺伝子やタンパク質の機能の変化、病気のかかりやすさに基づくものではないことです。例えば、多型だから病気とはかかわらない、変異だから病気になる、と言うのではありません。

SNPとは、個人の間におけるDNA配列上の1塩基の多型です。1個の塩基が他の塩基に置き換わったという、最も単純な変化です[*2]。一見、大きな意味はなさそうに思います。ところが、全ゲノムの上で1000塩基に1個くらいの頻度で存在するので、30億塩基対のヒトゲノムでは約300万個（2セットでは約600万個！）のSNPがあることになるのです[*3]。あるいは、もっと多いとも言われています。実際に、2人のゲノムを調べてみるとどうでしょうか。300万個のSNP部位ごとに、塩基が同じであることも、違っていることもあります。血縁者の間と非血縁者の間で比べた場合、同じ人種の間と違う人種の間で比べた場合、ともに前者の方がSNPの塩基が同じである頻度は高くなります。それでも、いくつかのSNPで塩基の違いが見つかるので、特定の個人を識別することも可能なのです。

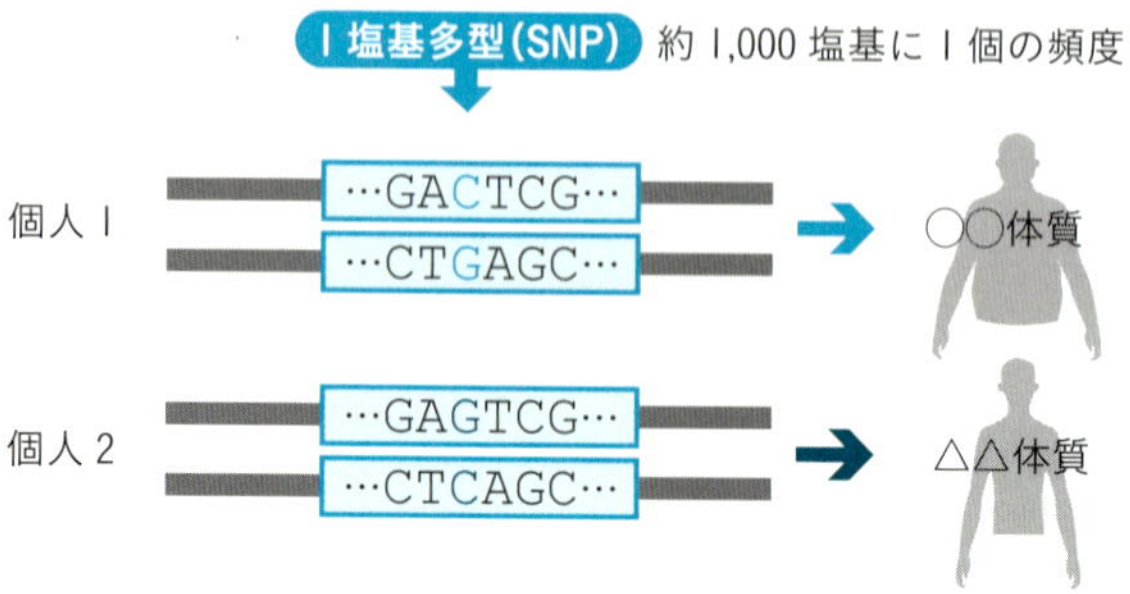

複数のSNPの組合せを調べることで、親子や兄弟などの血縁関係や事件・事故における当事者のDNA鑑定が行われるのは、こういった理由からです。

もう少し専門的な話をしますと、このような塩基の変化には、「トランジション」と「トランスバージョン」という2つのタイプがあります。化学構造の類似性によって、G、A、T、Cの4つの塩基のなかでも、GとAがプリン塩基、TとCがピリミジン塩基とよばれています。プリン塩基とピリミジン塩基では構造的な差が大きいため、「プリン塩基間」(G↕A)または「ピリミジン塩基間」(T↕C)の変化をトランジションといい、「プリン塩基→ピリミジン塩基」または「ピリミジン塩基→プリン塩基」をトランスバージョンと区別しているのです。トランスバージョンは、ゲノムの2本鎖DNAに対する構造学的な影響が大きいと考えられています。

いま、このSNPが注目されているのはなぜでしょうか。それは、個々人の多様な特徴(形質ともよぶ)に積極的にかかわっている可能性があるからです。つまり、SNPが私たちの体質の違いを生じる可能性があるのです。実際に、身長や体型、巻き髪、薬の効きやすさ、糖尿病・肥満・高血圧・精神病などのかかりやすさに関連するSNPが、多数見つかってきています。個人の体質に基づいた医療、すなわちパーソナル医療(テーラーメイド医療）に応用できるかもしれません。さらに人種内や人種間におけるＳＮＰの相違を調べることで、ヒトの起源や血縁を探すなど、古代の人類がどのように大陸を移動したのかについても、重要な知見を得ることができるのです。

分子生物学の進歩によって、ＳＮＰの生物学的な意味も少しずつわかってきています。ゲノムや遺伝子のどこにＳＮＰがあるかによって、いくつかのタイプに分類することができます。まず、遺伝子のなかでタンパク質をつくる部分（**コード領域**とよぶ）にＳＮＰがあるタイプです。遺伝子のＤＮＡ配列はＲＮＡに転写され、３つの塩基ごとに対応するアミノ酸が繋ぎ合わされることで、タンパク質がつくられると述べました。そのため、コード領域のＳＮＰは、タンパク質のアミノ酸を変化させる場合があります。例えば、ある酵素では、アミノ酸が1個変わるだけで、その働き方や活性が大きく変化することが知られています。また、ＳＮＰで塩基配列は変わってもアミノ酸がそのままの場合もありますが、それでも転写されたＲＮＡ（メッセンジャーＲＮＡとよぶ）の構造が変わって、細胞内で不安定になることもあります。さらに重要なのは、タンパク質をつくらない部分（**非コード領域**）にあるＳＮＰです。ほとんどのＳＮＰがこちらのタイプです。隣り合う遺伝子と遺伝子の間（＝遺伝子ではない部分）にあったり、遺伝子内のイントロンなどにあったりします。このうち、遺伝子のプロモーター、エンハンサー、インスレーターにSNPがあると、その遺伝子の発現の量やパターンを変えることがあるのです。転写因子などのタンパク質を連れてくる具合に影響するからでしょう。このように、SNPが特定の遺伝子の働き方を変えることで、病気のかかりやすさ、体質の形成につながる可能性が予想されてきています。

　ヒトゲノムにおいて、タンパク質をつくるコード領域は全体のわずか1%程度です。大部分はタンパク質をつくらない非コードの配列が並んでいます。そして、SNPのほとんどが非コード領域に散らばって存在し、その生物学的な意義はほとんど不明な

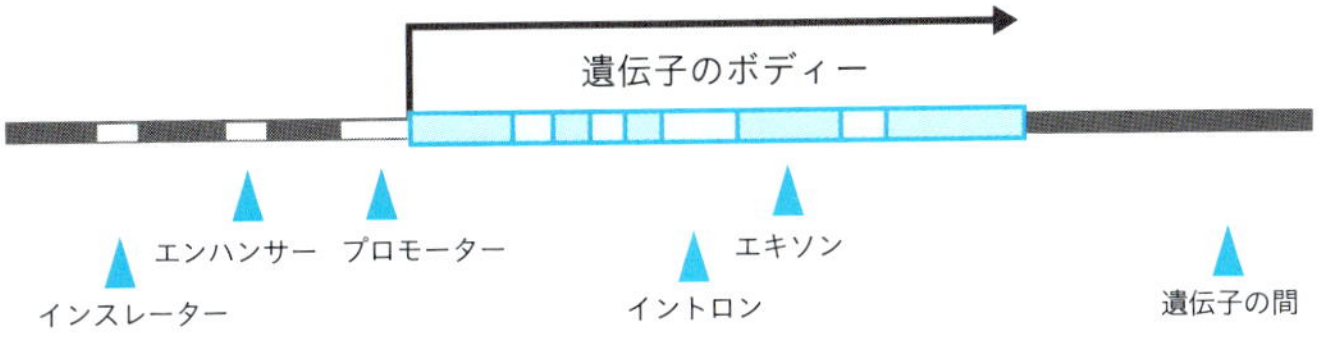

領域	部位	転写への影響	タンパク質への影響
コード領域	エキソン	発現の量	アミノ酸の変化
非コード領域	エキソン・イントロン	発現の量	発現の量
	プロモーター		
	エンハンサー		
	インスレーター	発現のパターン	発現のパターン
	遺伝子の間	ほとんどない	ほとんどない

SNP（▲）の部位と遺伝子の影響

ままです。ただ**5章**で述べるように、最近、ゲノムの大半から非コードRNA（タンパク質をつくらないRNA）が転写されていることがわかってきました。SNPと非コードRNAの関係はどうなのか、SNPが非コードRNAの働きを換えることがあるのか。今後の研究が注目されるところです。

＊2 その他に、1000塩基対以上の特定のDNA配列が増減するコピー数多型（CNV）というものがある。通常のゲノムでは2コピーの配列が存在するが、CNVの結果、1コピー以下（欠失）、3コピー以上（重複）になる。変化する配列のなかに遺伝子が含まれると、その遺伝子の数が違ってくる。

＊3 ヒトゲノム上に1000万個前後のSNPが存在すると言う報告もある．

血液型と1塩基多型

私たちの身体の性質に直結するSNPの例を取り上げてみましょう。現在、輸血が行われる場合に、献血者と受血者でABO式の血液型が一致しなくてはならないのは、ご存知のとおりです。遡ってみると、カール・ランドシュタイナー（Karl Landsteiner・186

8～1943年）が、1900年にABO式血液型を発見したことによります。当時続いていた戦争のなかで、負傷者に輸血が有効な場合もあれば、すぐに死をもたらす場合があるのはなぜか、これがわかっていませんでした。ランドシュタイナーは、オーストリアに生まれて、ウイーン大学（その後に米国のロックフェラー医学研究所）で血液・免疫学の研究を行い、1930年に「血液型の発見」に対してノーベル生理学・医学賞を受けています。彼とその同僚から血液を採取し、細胞とその上清の画分に分けて、さまざまな組合わせで混ぜると、ある組合わせで赤血球が凝集することを見出したのです。このような観察が契機となって、ヒトには血液型が存在し、これが家系で明らかに遺伝することが判明して、輸血法の確立につながっていきました[*4]。

20世紀の後半に入って、ABO式の血液型は、赤血球の表面に存在しているタンパク質（H抗原という）に結合する糖鎖の種類に基づいた分類であることがわかりました。いわゆる、私たちがA型、B型、AB型、O型とよぶものです。すなわち、赤血球の表面にあるタンパク質の糖鎖の末端部にN－アセチルガラクトサミンが結合している場合に「A型」（A抗原）、ガラクトースが結合している場合に「B型」（B抗原）、両方が結合している場合に「AB型」（A抗原とB抗原）、両方ともない場合に「O型」（抗原なし）となります。

この種類を決定しているのが、タンパク質に糖を転移する「N－アセチルガラクトサミン転移酵素」です。血液型の元になる抗原を決定するので、通称**「ABO糖転移酵素」**ともよばれています。興味深いことに、ヒトのABO式の血液型は、この酵素遺伝子のSNPによって生じるのです[*5]。

ABO糖転移酵素の遺伝子とは、どういうものでしょうか。ヒトの9番染色体上にある遺伝子で、2万塩基対くらいの大きさです。7個のエキソンから構成されて、6個目と7個目のエキソンが酵素の活性に必要なアミノ酸をコードしています。ちょうど、ここに血液型を決めるSNPが複数存在していることがわかったのです。このうち、代表的なものとして、次に述べる3カ所の塩基が置換することで、糖鎖の種類、すなわちABO式の血液型が決まります。

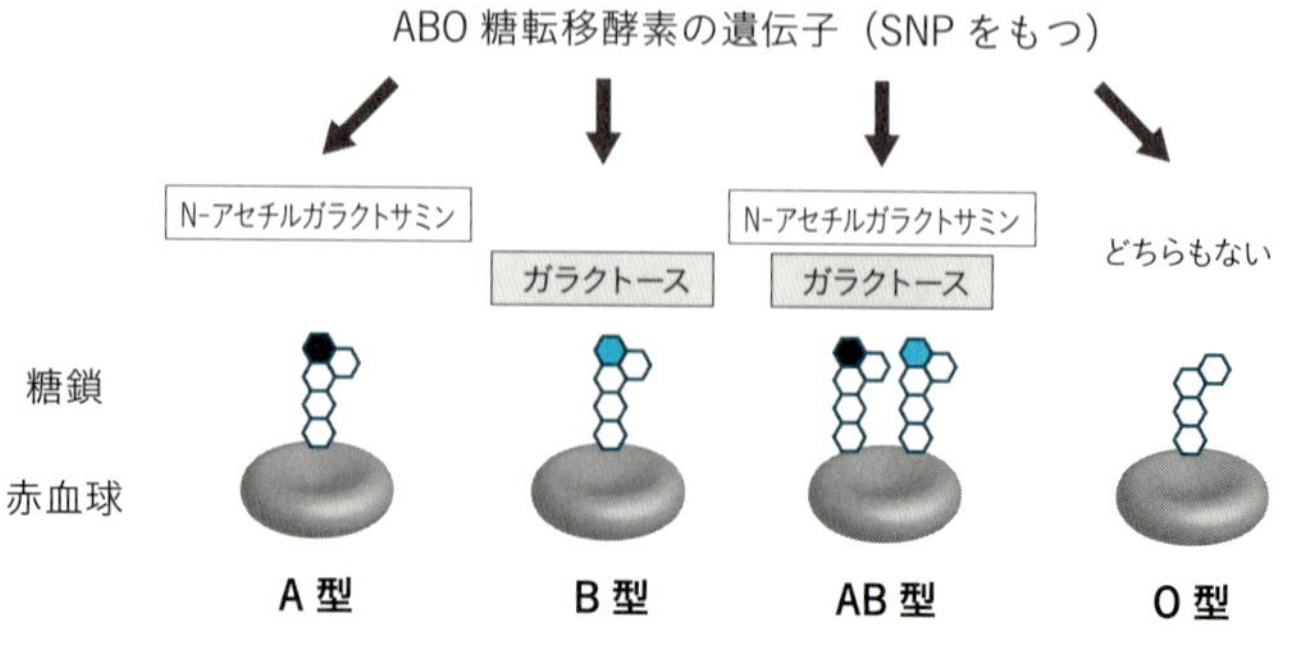

「A型」の酵素は、本来のN-アセチルガラクトサミン転移酵素の活性をもつものです。「B型」の酵素は、括弧内に右線で示したSNPによって、アミノ酸配列の266番目がロイシン（CTG）→メチオニン（ATG）、268番目がグリシン（GGG）→アラニン（GCG）に置き換えられたものです。その結果、N-アセチルガラクトサミン転移酵素の活性が失われて、「ガラクトース転移酵素」として働くようになります。この2つのSNPが共存することで、糖鎖の末端部にガラクトースが結合した「B型」ができるわけです。

他方、「O型」の場合は、異なるSNPとして、1塩基の欠失（Δで表す）が認められます（GGT→GTΔ）。その結果、86番目のアミノ酸をつくる塩基がずれるため（フレームシフトとよぶ）、それ

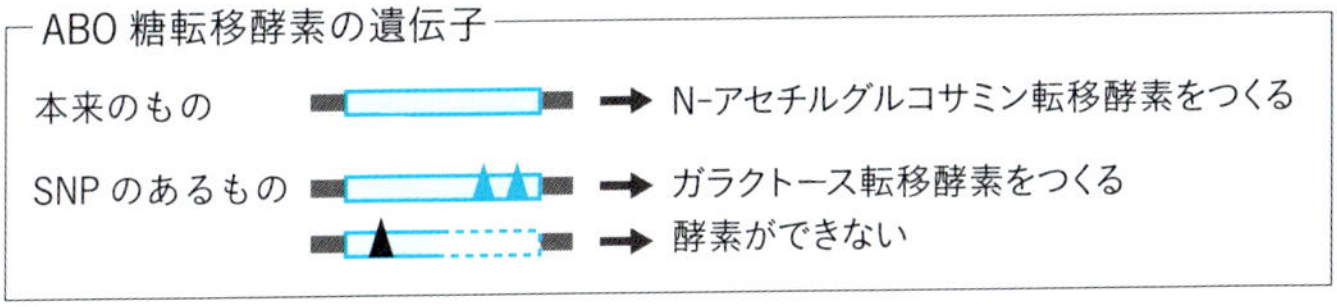

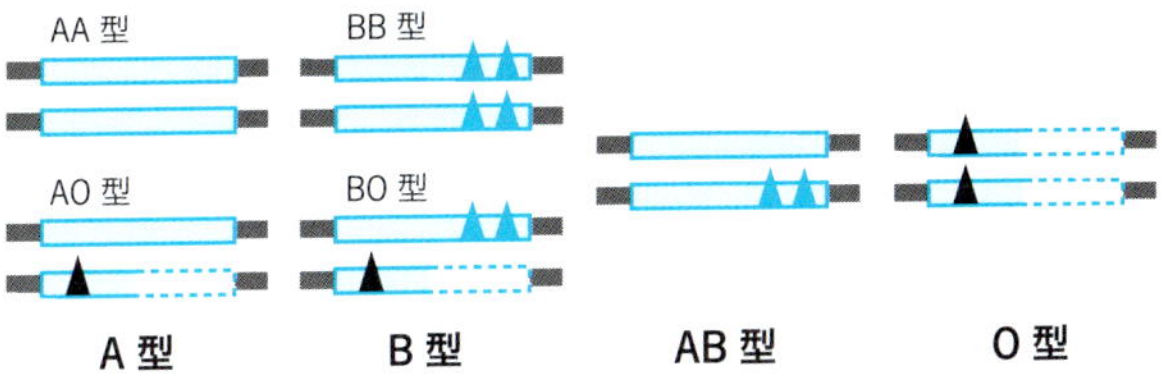

以降のアミノ酸はつくられず、完全長の酵素タンパク質は合成されません。つまり、このSNPでは、糖鎖の末端部にN-アセチルガラクトサミンもガラクトースも結合していない「O型」になるわけです[*6]。

このように血液型は、ABO糖転移酵素の遺伝子のタイプをそれぞれ「A型」をA、「B型」をB、「O型」をOとした場合、この3種類の対立遺伝子（A、B、O）の組合わせで、メンデルの法則に従って両親から子どもへと遺伝します。遺伝子Aと*B*は、遺伝子Oに対して優性（顕性とも言う）であり、遺伝子Aと*B*の間に優劣の差はありません。ABO糖転移酵素のSNPをどのような組合わせでもっているかで、血液型は決まります。括弧内に示したように、ABO糖転移酵素の遺伝子のタイプによって、A型（*AA*または*AO*）、B型（*BB*または*BO*）、AB型（*AB*）、O型（*OO*）になります。なお、日本人の集団のなかでは、多い順に、A型が40％、O型が30％、B型が20％、AB型が10％くらいです。この比率は、人種や国・地域などによって異なる「人種差」の1つになっています。

＊4　第一次世界大戦（1914〜1918年）の直前に、輸血法が確立された。ベルギーのアルベール・ユスタン、アルゼンチンのルイス・アゴーテ、米国のリチャード・ルーイソンが、それぞれ独立に、クエン酸ナトリウムによる抗凝固に成功して、血液を保存することが可能になったからである。

＊5 血液型と性格の関係について、体質と気質が関連する例と考えるか否か。科学的に明らかな根拠は見つかっていないようだ。

＊6 ランドシュタイナーは、当初、A型、B型、C型と名づけていたが、C型は後にO型と呼ばれるようになった。ドイツ語の前置詞「Ohne」（「〜なしで」の意味）のOをとって、あるいは、働きがないことを「0《ゼロ》」で表現したためと言う。

ポリジーンとは

体質を考えるうえで、次のヒントが「**ポリジーン（多遺伝子）**」です。身体のある特徴（**形質**とよぶ）が、1つの遺伝子で決まることがあれば、2つ以上の遺伝子で決まることもあります。複数の遺伝子が同時にかかわる場合を、ポリジーンによる遺伝と言うのです。つまり、それぞれの遺伝子は決定的な作用をもたずに、むしろ、弱い作用をもっている場合です。これらの遺伝子の作用の総和として、ある形質を生じると考えます。多くの遺伝子が働くということは、それだけ環境因子の影響も受けやすくなります。

ポリジーンによる遺伝の代表的な例には、私たちの身長、体重、血圧、知能などがあげられます。検査の結果などを集計してみると、これらは、低い方から高い方へと連続的に分布するものです。中央値（平均値）あたりが最も多いので、ベル型の曲線（正規分布と言う）を示すことが多くなります。こうした連続的な分布は、多数の遺伝子による「量効果」[*7]の総和に、いくつかの環境因子が加わって、それらが作用しあう結果として生じると理解されています。

私たちの病気にも、ポリジーンが関係するものがあります。1つの遺伝子だけで決まる病気を「**単一遺伝子病**」と言うのに対して、複数の遺

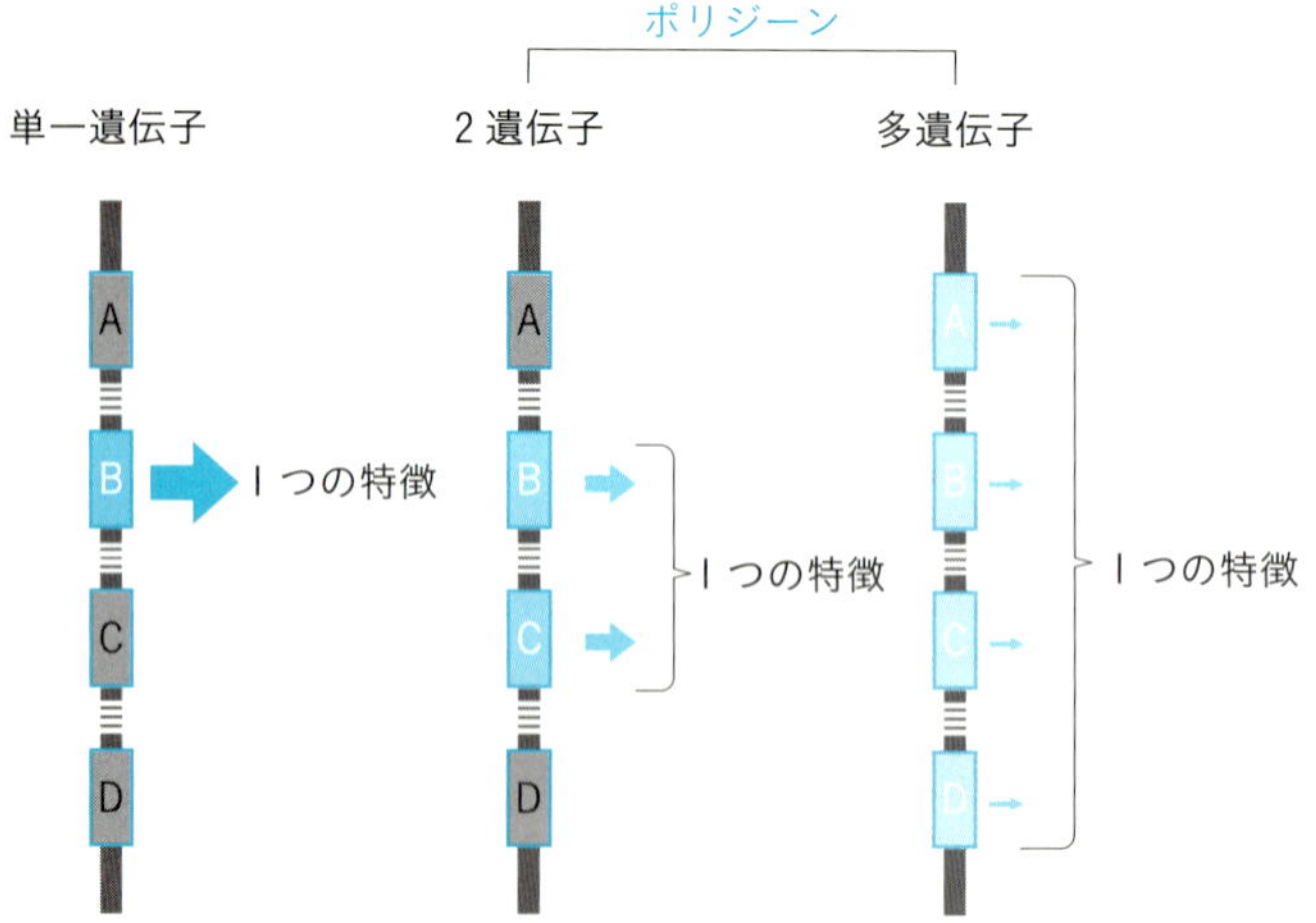

ポリジーンによる遺伝
矢印の太さは遺伝子の働きの大小を示す。

伝子がかかわる病気を「**多因子遺伝病**」とよんでいます。「多因子遺伝病」には、2つのグループが知られています。1つは、生活習慣病（高血圧、糖尿病、痛風、胃・十二指腸潰瘍など）、アレルギー性疾患（気管支喘息、アトピー性皮膚炎）、精神疾患（統合失調症、てんかん）などです。いずれも、一般の集団において発症の頻度が高いことから、〝ありふれた病気〟と言われるものになります。その状態は、健康か病気かとはっきり割り切れるものでなく、健常から軽症、重症とほぼ連続して分布します。生活環境の影響を受けやすいことから、これらの病気の発症には人種差が生じやすいと言う特徴もあります。

もう1つは、口唇口蓋裂、先天性心疾患、二分脊椎、幽門狭窄症、多指症など、身体の1カ所に生まれつきの異常をもつ病気です。これらは、病気の有無が明らかという点では非連続的な形質です。ある程度、家系内に集積性を認めることもあります。しかし、血縁者（親子、兄弟など）における同じ病気の再発は、通常のメンデル遺伝で予測される頻度よりもかなり低くなります。このため、複数の遺伝子がかかわると考えられているのです。

理論的に、複数の遺伝子と環境因子（胎生期も含む）の作用の総和が「しきい値」を超えた場合に、ある形質が起こるとします。多因子遺伝について、**身長**を例にして説明してみましょう。ヒトの身長に密接にかかわる遺伝子が、少なくとも20種類くらいあるとします。このような場合、ある形質に同時に働く複数の遺伝子を「**同義遺伝子**」とよびます。まずはわかりやすいように、2つの同義遺伝子（X遺伝子、Y遺伝子）によって、身長が決められると仮定しましょう。それぞれの遺伝子に塩基の変化があって、X遺伝子にはXとx、Y遺伝子にはYとyがあり、その性質は、身長を高くする遺伝子（X、Y）、低くする遺伝子（x、y）とします。

身長を高い方から5段階に分けて、遺伝子の型、頻度、身長について図に示してみました。2つの遺伝子を仮定するとしても、中央値あたりが多く、ベル型になることがわかりますね。しきい値が、高い群とその

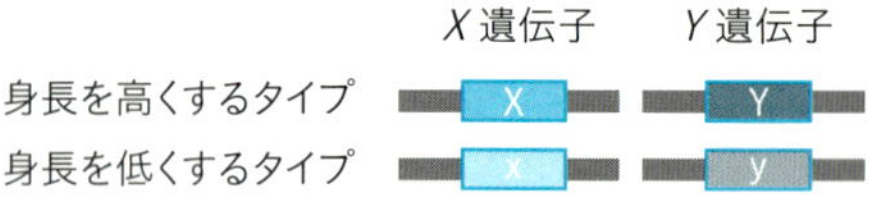

遺伝子型	頻度	身長
XXYY	1	高い
XXYy　XxYY	2	ふつう
XXyy　XxYy　xxYY	3	
Xxyy　xxYy	2	
xxyy	1	低い

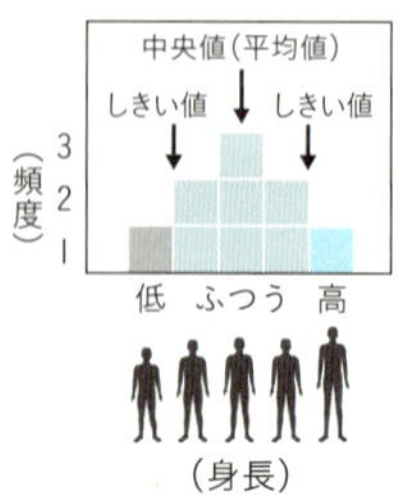

身長の多因子遺伝（2遺伝子を仮定した場合）

次に高い群、低い群とその次に低い群との間にあるとすると、身長について高い・ふつう・低いという枠組みで評価することができます。もしも20種類の遺伝子がかかわるなら、かなり複雑になりますが、もっと滑らかなベル型の正規分布に近づくことでしょう。

そこで、20種類の遺伝子の量効果をわかりやすくするために、身長を高くする遺伝子を●、低くする遺伝子を○としましょう。身長の高い人は●が多く、低い人は○が多いことになります。身長の高い人と低い人が結婚して子どもが生まれたとすれば、●と○の遺伝子をほぼ半分ずつ受け継いで、中央値近くの背丈になるだろうと予想でき

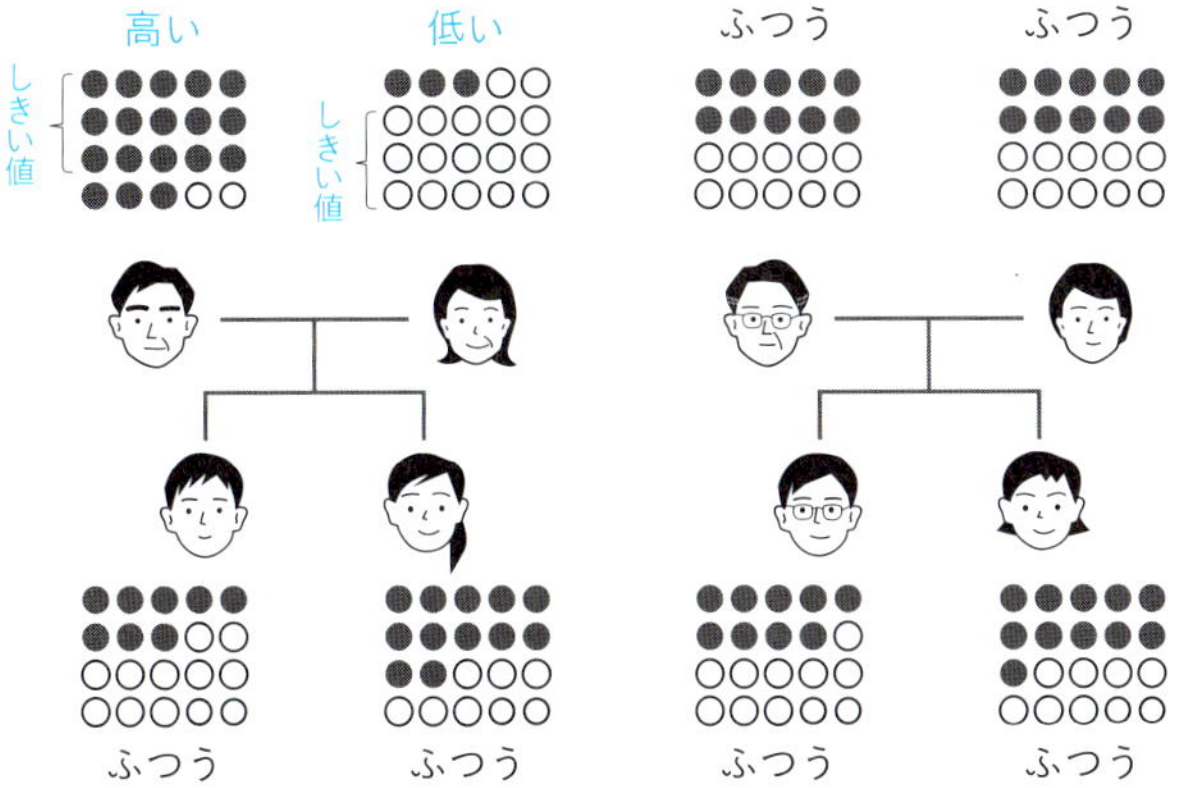

身長の多因子遺伝（20遺伝子を仮定した場合）
●は身長を高くする遺伝子、○は身長を低くする遺伝子。

ます。

次に、●と◯の遺伝子を半分ずつもった人どうしから生まれる子どもは、どうでしょうか。●の遺伝子を多く受け継ぐ人、◯の遺伝子を多く受け継ぐ人は少数であり、やはり、●と◯の遺伝子を半分近くもった人が多くなります。つまり、ベル型の分布に近づいていくわけです。

身長が高い両親からは背丈の高い子どもが生まれやすく、他方、身長が低い両親からは背丈の低い子どもが生まれやすいのは事実です。実際に、遺伝要因がかなり強く働きます。しかし、一般の集団のなかで、特別に高い人も低い人も割合が少ないのは、父母の組合わせが多様だからなのです。高身長の人が平均身長の人と結婚したり、低身長の人が平均身長の人と結婚したり、という感じですね。さらに、複数の遺伝子にさまざまな環境因子が働き合うことになります。それぞれの環境因子は●または◯の遺伝子の働きを強めたり、逆に弱めたりするのです。しきい値を超えない限り、中央値くらいの身長の人になります。要するに、身長という個人差は、多くの因子の効果が積み重なって起こるわけです。

同じように、**血圧**についても、多数の血圧遺伝子と環境因子の組合わせによって、高血圧、正常圧、低血圧などがほぼ連続的な割合で生じてきます。つまり、病気だけではなく、私たちの体質というものは、多因子の影響を受けていると予想できるのです。遺伝子と環境因子の作用点が多様であるからこそ、私たちの体質にもバリエーションができてきます。

多因子遺伝と言われるなかにも、かかわる遺伝子の数や量効果はさまざまです。このため、多数の遺伝子がかかわる場合を「ポリジーン遺伝」、少数の遺伝子がかかわる場合を「オリゴジーン遺伝」、2つの遺伝子がかかわるものを「2遺伝子遺伝」とよんで区別することがあります。このなかで、2遺伝子遺伝は、最小数でシンプルです。ところが、ある形質が2つの遺伝

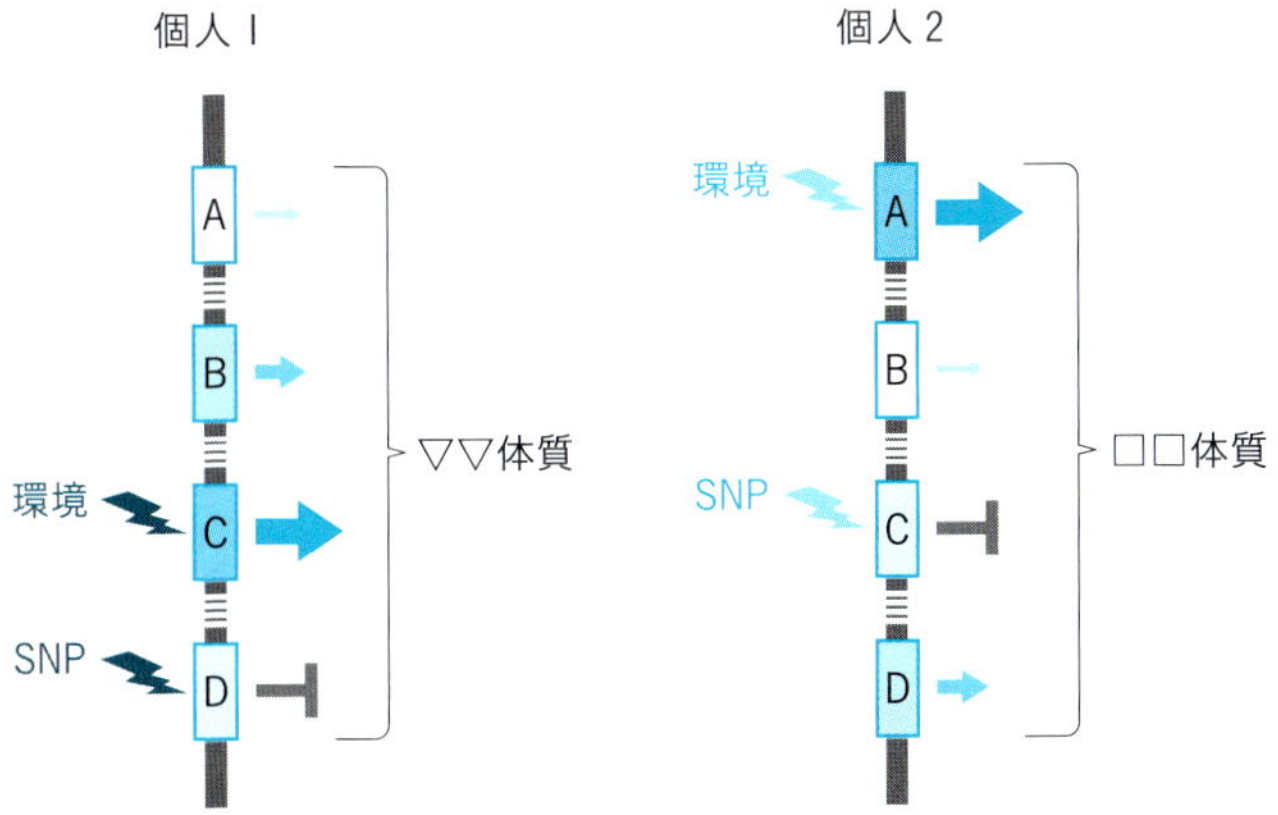

ポリジーンによる個人差

体質に対して➡が促進、━┫が抑制を意味する。

➡ ━┫の太さは遺伝子の働きの大小を示す。

子で決まるとしても、環境因子が促進的または抑制的に作用するとなると、かなり複雑な相互作用が予測されるのです。また個人によって遺伝子の貢献度が違うため、病気を起こす遺伝子型をもっていても発症しない場合もあります。逆に、病気を起こす遺伝子型をもっていないのに、特別な環境因子を受けて発症することも起こりうるのです。

多因子遺伝病には、2つのグループがあることをすでに述べました。〝ありふれた病気〟とは、ポリジーン遺伝で連続した形質になりやすいと理解することができます。他方、〝身体の1カ所の生まれつきの病気〟は、症状の有無がはっきりした非連続的な形質で、おそらく、オリゴジーン遺伝または2遺伝子遺伝だろうと予想されています。例えば、身体のある部分をつくる2つの遺伝子が同じくらいの強さの作用をもっているとしましょう。口唇・口蓋、心臓、神経管などは、その発生過程の後半に組織どうしが融合して閉鎖します。この時期に環境因子がどちらかの遺伝子に作用した結果、遺伝子が働く強さが変わり、正常な範囲のしきい値を超えたことで、病気が生じたのではないかと考えられます。研究の進歩によって、このような多因子遺伝のメカニズムが徐々に明らかにされていくことでしょう。

＊7 血液型の例のように1つの遺伝子の機能の変化ではなく、かかわる遺伝子の数や作用の大小が影響すること。

Q&A

Q

SNPがたくさんあると言うことは、ひょっとしてすべての人で、同じ遺伝子でも機能や強さが異なるのですか？

A

私たちは皆、ゲノムのなかに多数のSNPをもっています。そのSNPの一部は、ある遺伝子を強く働かせたり、弱く働かせたりするでしょう。遺伝子からつくられる酵素の量や活性を変える場合もありましたね。今のところ、SNP全体の意味は十分にわかっていませんが、特定のSNPをもつことが、病気の発症につながることが数多く報告されています。このように、私たちが異なった体質や個体差をもつことに、SNPがかかわる可能性があると予想されるのです。

Q

手頃な料金で体質を調べられる遺伝子検査の広告を見ました。この章で書かれていたような糖尿病、統合失調症の遺伝子などもわかってしまうのでしょうか？

A

近年、遺伝子やSNPを用いた体質検査が実用化されてきました。テクノロジーの進歩によって、料金も適度に設定されるようです。ある種のがん、糖尿病、肥満、心臓病、精神疾患などの発症にかかわるゲノム部分の配列を調べることができます。さらに、1000ドルゲノム（約10万円で自分の設計図がわかる）という提言も、ほぼ実現可能になってきました。重要なことは、科学的な根拠に基づいて行われて、個人の遺伝情報がきちんと管理されることです。そして、検査の結果を私たちがどのように活用するのかを考えておく必要があります。

Q

背の高い友達がいますが、両親ともに平均以下の身長です。実は血がつながっていないのでしょうか?!

A

身長のような体格は、ポリジーンによる遺伝で決まります。身長に関係する遺伝子は本文で述べたより実際は遥かに多く数百くらいあって、誰もが身長を高くする遺伝子と低くする遺伝子の両方をもっています。この遺伝因子が優位に働くとは言え、胎児期から成長期に受けた環境因子が作用しながら、微妙なバランスのうえでその人の身長がつくられます。通常、両親の身長が低いと、子どもも背が低い。逆に、両親の身長が高いと、子どもも背が高くなります。しかし、ポリジーンや環境の働き方によっては、両親と違って、子どもの身長が高かったり、低かったりする場合が時に起こります。

Q

体質にかかわる遺伝子を意識的に動かしたり、止めたりすることはできますか？

A

体質は、私たちの身体の基本的な性質です。ある性質が健常の範囲にあったり、病気に近くなることもあります。それは、遺伝子の働き方の具合によると考えられます。体質にかかわる遺伝子の多くは、身の回りの環境因子の影響を受けやすいという特徴をもちます。このため、私たちの生活習慣（食事、運動、ストレスなど）をコントロールすることが大切になります。薬剤、化学物質、紫外線・放射線なども影響するでしょう。環境因子をうまく調整することで、その結果、遺伝子の働き方を調整するという考え方です。生活習慣の意義について、本書の**7章**で取り上げることにしましょう。

column

お酒を飲むと赤くなる

アルコール（エタノール）を飲んでも平気な人がいれば、全く飲めない人もいます。お酒に対する身体の感受性には、確かに個人差が大きいようです。摂取したアルコールの大部分は肝臓で代謝されますが、この代謝能の強弱に1塩基多型（SNP）がかかわっています。中心的に働く酵素が、「アルコール脱水素酵素（ADH1B）」と「アルデヒド脱水素酵素（ALDH2）」です。アルコールは、ADH1Bによってアセトアルデヒドに変えられた後に、ALDH2によって、アセトアルデヒドから無毒な酢酸に代謝されます。そして、生じた酢酸は、二酸化炭素と水に分解されて、体外に排出されるのです。この一連の流れのなかで、有害なアセトアルデヒドが、悪酔いを起こす物質になります。すなわち、2つの代謝酵素の働きがアルコールに対する個人差を決めるわけです。

ADH1B遺伝子は、括弧内に右線で示したSNPによって、48番目のアミノ酸がアルギニン（CGC）→ヒスチジン（CAC）に置き換わることがあります。ヒスチジン型のADH1B酵素は、アルギニン型の酵素に比べて、100倍程度に高い活性をもっています。ヒスチジン型の酵素遺伝子をもつ場合は、アルコールを速やかに分解して、アセトアルデヒドが早くできることになります。

ＡＬＤＨ２遺伝子にもＳＮＰが存在して、504番目のアミノ酸がグルタミン酸（ＧＡＡ）→リジン（ＡＡＡ）に置き換わり、リジン型の酵素の活性はほぼ失われてしまいます。その結果、リジン型の酵素遺伝子をもつ場合は、アセトアルデヒドが分解されずに長く貯留することになります。したがって、この２つの酵素遺伝子のＳＮＰの組合わせで、アルコールに対する感受性が決まるのです。

例えば、アルギニン型のＡＤＨ１Ｂ遺伝子とグルタミン酸型のＡＬＤＨ２遺伝子をもつ人は、アルコールからアセトアルデヒドが合成されても、速やかに分解されます。この組合わせは欧米人に多く、顔が赤くなっても、お酒を飲める体質になります。他方、ヒスチジン型のＡＤＨ１Ｂ遺伝子とリジン型のＡＬＤＨ２遺伝子をもつ人は、アセトアルデヒドが合成されやすいのになかなか分解されない。つまり、少量のお酒で顔が赤くなり、動悸や嘔気・頭痛などの有害な症状を起こしやすい体質です。日本人の三人に一人くらいは、この組合わせをもっていると言われます。

なお、リジン型のＡＬＤＨ２遺伝子では、口腔、咽頭・喉頭、食道などのがんの発症リスクが高まると報告されています。生活習慣に気をつけたり、定期的に検診を受けるなど、日頃から留意する。自分の体質を知って、上手に生きることにつなげたいものです。

第5章

体質とエピゲノム

本章では体質のメカニズムとして、胎児期やその後の生活環境で変化する「エピゲノム」、遺伝子やエピゲノムに働きかける「非コードRNA」（タンパク質をつくらないRNA）と言う、生命科学の新しい概念について述べていきます。エピゲノムが私たちの体質の形成にかかわることが、かなり有力になってきているのです。

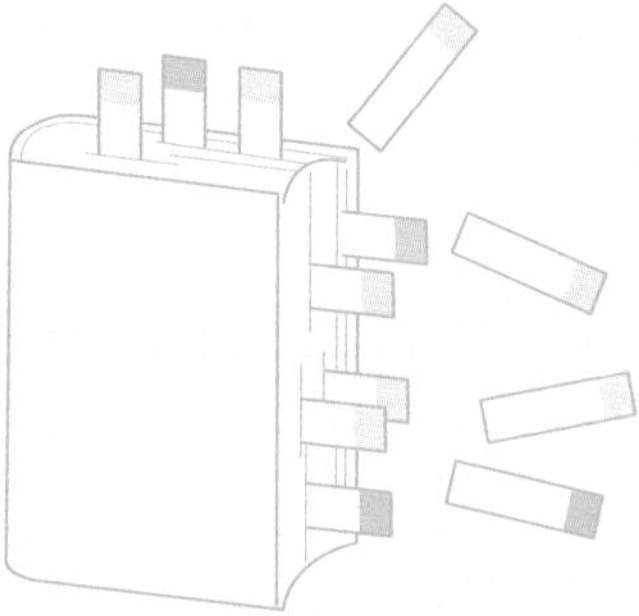

エピゲノムとは

私たちの体質はどのように生じるのか。次のヒントが「**エピゲノム**」です。この章のはじめに、エピゲノムとは何かを要約して述べることにしましょう[*1]。

1942年、英国エジンバラ大学のコンラッド・ワディントン（Conrad Waddington・1905〜1975年）が、「**エピジェネティクス**」という言葉を用い〝遺伝因子と環境因子の相互作用によって、細胞の運命づけがなされる〟という概念を提唱しました。その考え方

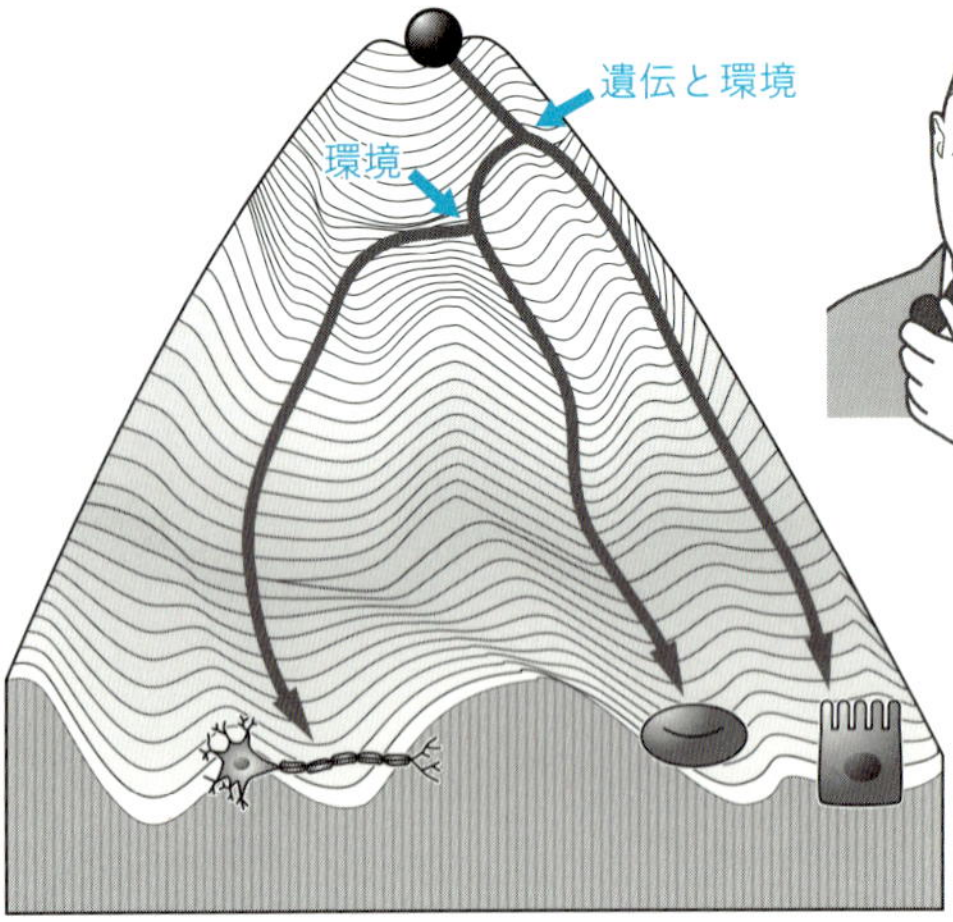

エピジェネティック・ランドスケープ

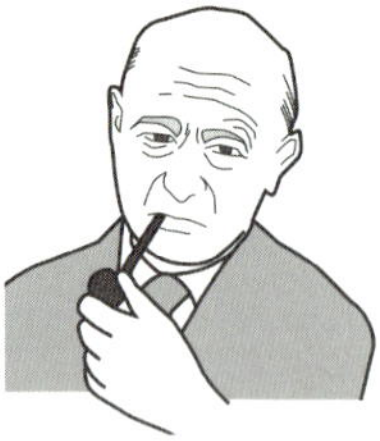

コンラッド・ワディントン

は〝エピジェネティック・ランドスケープ〟というイラストで説明されています。細胞が遺伝因子と環境因子によってどのような運命をたどるのか、山の上のボールがいくつかのルートで下っていく様子に例えて表現したものです。「エピ（epi-）」とは、ギリシャ語で【〜の上】という接頭語で、「ジェネティクス」が【遺伝学】であることから、「エピジェネティクス」とは〝従来の遺伝学の上にあるもの〟という意味になります。従来の遺伝学とは、遺伝因子によって、親から子へ特徴が受け継がれるしくみを説明した「メンデルの法則」と考えてよいでしょう。こうした理由から、「エピゲノム」とは〝ゲノムの上にあるもの〟という意味になります。近年になって、このエピゲノムが、ヒトの健康と病気に大きな意義をもっていることが明らかになってきました。

私たちの「ゲノム」（設計図）を【辞書】とすれば、「遺伝子」はそこに書かれた【単語】のようなものです。30億塩基対からなるヒトゲノムには、2万5千個の遺伝子（ここではタンパク質をつくるものとする）が存在しています。しかし、身体の中の個々の細胞は、同じゲノムをもってはいますが、ゲノム上のすべての遺伝子を使うわけではありません。細胞の種類やその状況に応じて、遺伝子を選んで使っています。このため、皮膚の細胞、肝臓の細胞、脳の細胞など、それぞれが固有の役割を果たすことができるのです。こうした〝**遺伝子の使い方**〟を決めているのが「エピゲノム」とよばれるものです。どの遺伝子を使って、どの遺伝子を使わないという〝**印づけ**〟がゲノム上のすべての遺伝子に行われています（専門的には〝修飾〟という言葉を使う）。このため、「**エピゲノム＝修飾されたゲノム**」となるわけです。

私たちの「細胞」は、遺伝子（単語）をもとにしてつくった【文章】に例えることができます。このように考えると、私たちの身体の「体質」は、多くの細胞（文章）でつくられた個性的な【本】のような存在になります。エピゲノムの状態が異なっていれば、遺伝子の働き方が違ってくるでしょう。遺伝子の働き方が異なれば、その人の体質の形成に影響するでしょう。

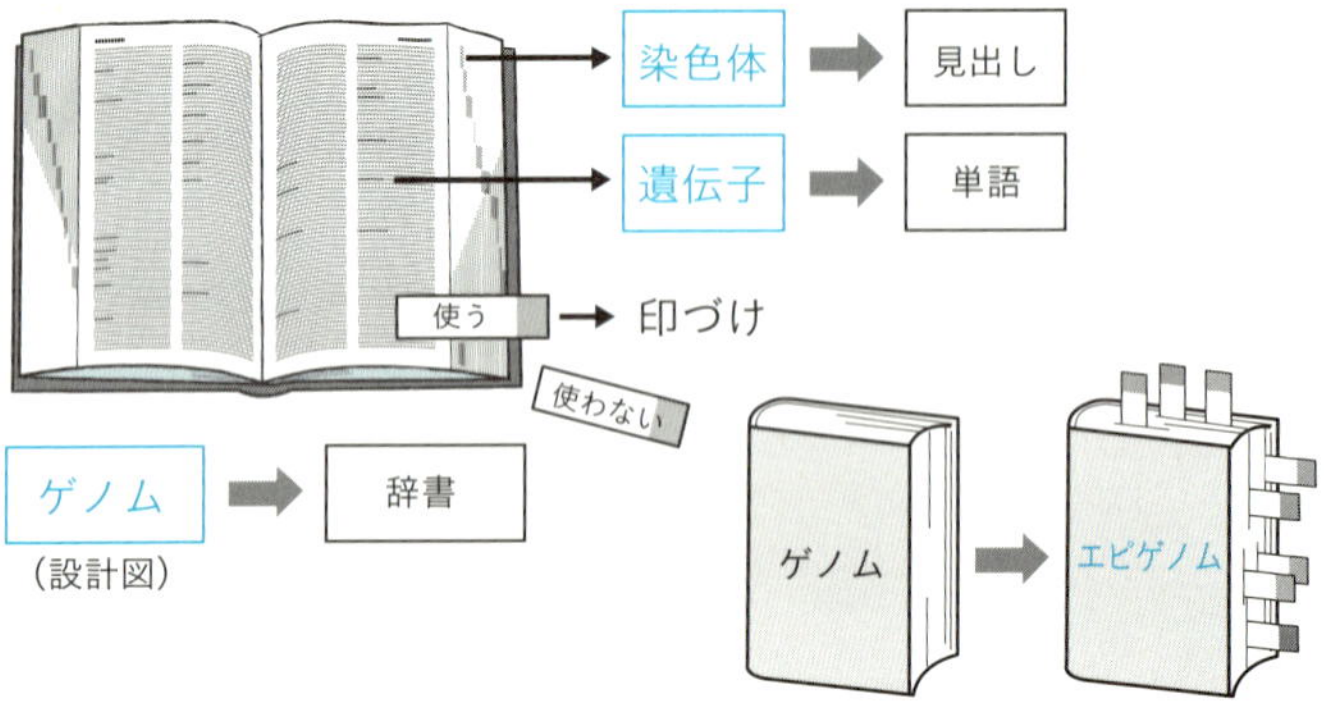

しかも、エピゲノムは食事や生活習慣などの環境因子で変化することがわかってきています。生まれつきの体質があれば、他方、ある年齢ではじめて生じてくる体質もあることの説明がつくわけです。

さて、「エピゲノム」の実体とは、何でしょうか。今までに、ゲノムと遺伝子に対する〝修飾〟（印づけ）の仕組みとして、**「DNAのメチル化」**、**「ヒストンの修飾」**、**「クロマチンの形成」**が重要な要素であることが明らかになっています。ゲノムのDNAは、メチル化という化学的な修飾を受けています。ヒストンは、DNAに結合する主なタンパク質の名前で、これもさまざまな種類の修飾を受けます。また、クロマチンとは、DNAとヒストンなどのタンパク

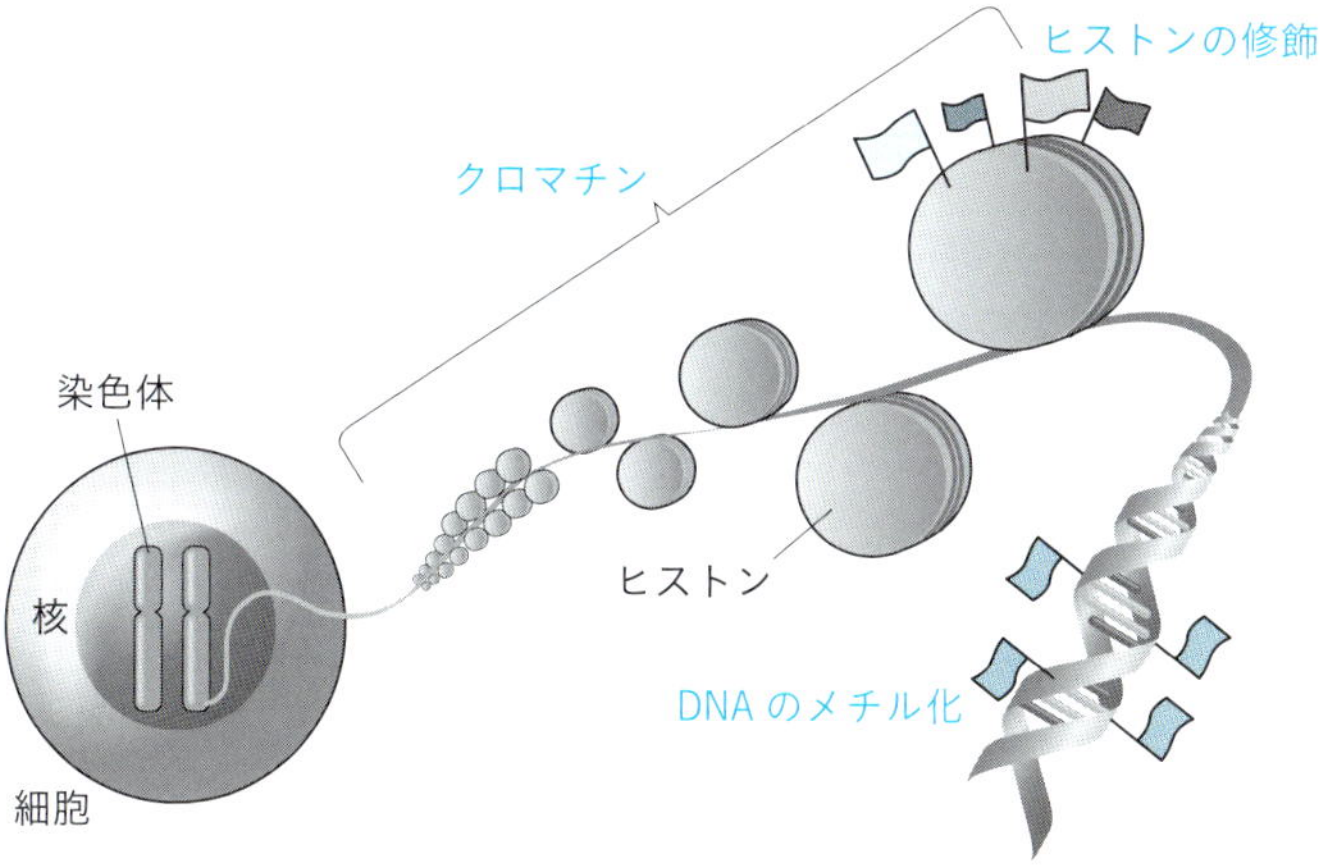

質が結合してできた構造体のことです。順を追って説明していきましょう。

「**DNAのメチル化**」とは、塩基配列のなかで、シトシン（C）の塩基に**メチル基**（$-CH_3$）がつけられる修飾です。メチル基は、炭素原子1個と水素原子3個という最もシンプルな修飾基として知られています。

このDNAのメチル化には重要な原則が知られています。シトシンの後にグアニン、つまり「CG」と言う2塩基配列のなかのシトシンにメチル基がつけ

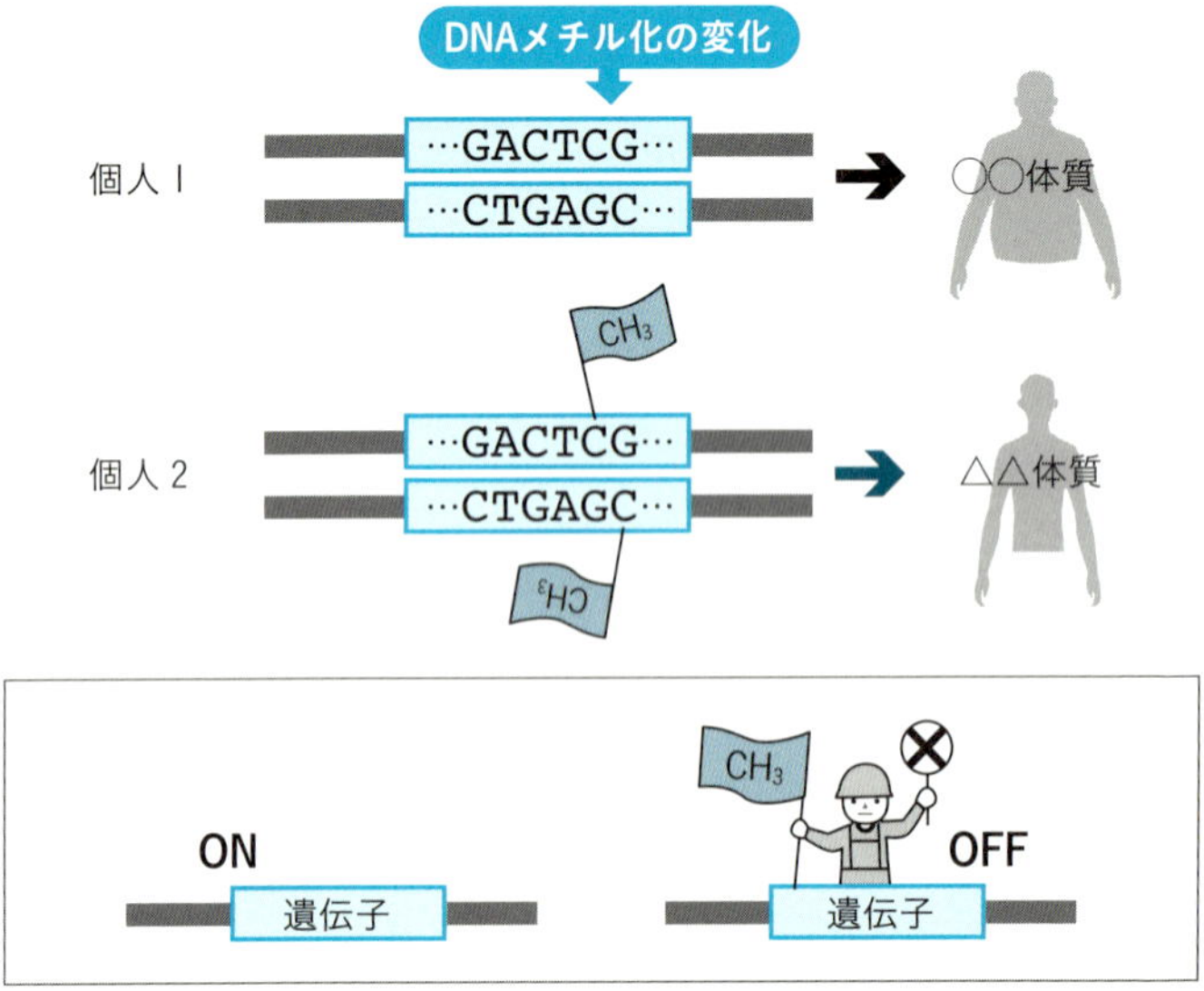

られることです。例えば、GACTCGの配列では、CTのシトシンはメチル化されませんが、CGのシトシンはメチル化されます。これは、細胞がもつDNAをメチル化する酵素の性質によるものです。

ある遺伝子のプロモーターにおいて、シトシンがメチル化を受けたとしましょう。そうすると、メチル化されたCG配列を認識するタンパク質（メチル化DNA結合タンパク質とよぶ）が結合して、その遺伝子の転写を強く抑えるように働きます。遺伝子が使われないようにするタンパク質が寄せ集まるため、プロモーターがメチル化された遺伝子は発現しなくなるのです。逆に、発現する遺伝子のプロモーターは、メチル化を受けていないこともわかりました。つまり、プロモーターの配列中のシトシンにメチル基を外したりつけたりすることで、特定の遺伝子をON／OFFすることができるのです。

ここで大切なことは、DNAのメチル化のパターンが、個人の間でわずかに違う可能性があることです。**4章**で述べた1塩基置換（SNP）と同じように、ある配列のなかのシトシンがメチル化されているかどうかが、体質（個人差）をつくる要因にもなりうるのです。実際に一卵性双生児で調べられた研究の結果については、後で紹介することにしましょう。

次に、ゲノムのDNAとタンパク質が結合したものが「**クロマチン**」とよばれる構造です。クロマチンの中では、「**ヒストン**」というタンパク質がさまざまな修飾を受けることがわかっています。ヒストンは、パン酵母からヒトに至るまで、ほとんどの生物が共通にもっているタンパク質です。しかも、クロマチンの中に極めて多量に存在しているので、ヒストンを直接に修飾できれば、エピゲノムの有効な印づけになるわけです。実際ヒストンには、「アセチル化」、「メチル化」、「リン酸化」とよばれる修飾が主につけられています。ヒストンの特定のアミノ酸にこれらの印がつけられたり、外されたりするのです。これらのヒストン修飾は、DNAのメチル化とうまく関連しながら働くことも知られています。その結果、近くの遺伝子がON／OFFされることになります。

ここで注目したいのは、DNAとヒストンの修飾基の由来は何かという点です。いずれも化学基ですから、どこからか材料を調達しなければなりません。DNAとヒストンのメチル化に使われる「メチル基」は、〝S－アデノシルメチオニン〟というアミノ酸に由来しています。メチオニンは、私たちが肉や魚、牛乳、小麦などから摂取している必須アミノ酸です。同じように、アセチル化に使われる「アセチル基」は、〝アセチルCoA〟という、糖や脂肪酸に由来するものです。また、リン酸化に使われる「リン酸基」は、エネルギー源である〝ATP〟という核酸に由来しています。これらの修飾基の源は、食事などの栄養分を材料にして、細胞の中および「ミトコンドリア」でつくられた代謝物なのです[*2]。このように、エピゲノムの修飾とは、突きつめれば、食事の中の栄養分に由来しています。こう理解すると、食事や運動などの生活習慣が、遺伝子の印づけに大きな影響を与えるだろうと予想できるわけです。

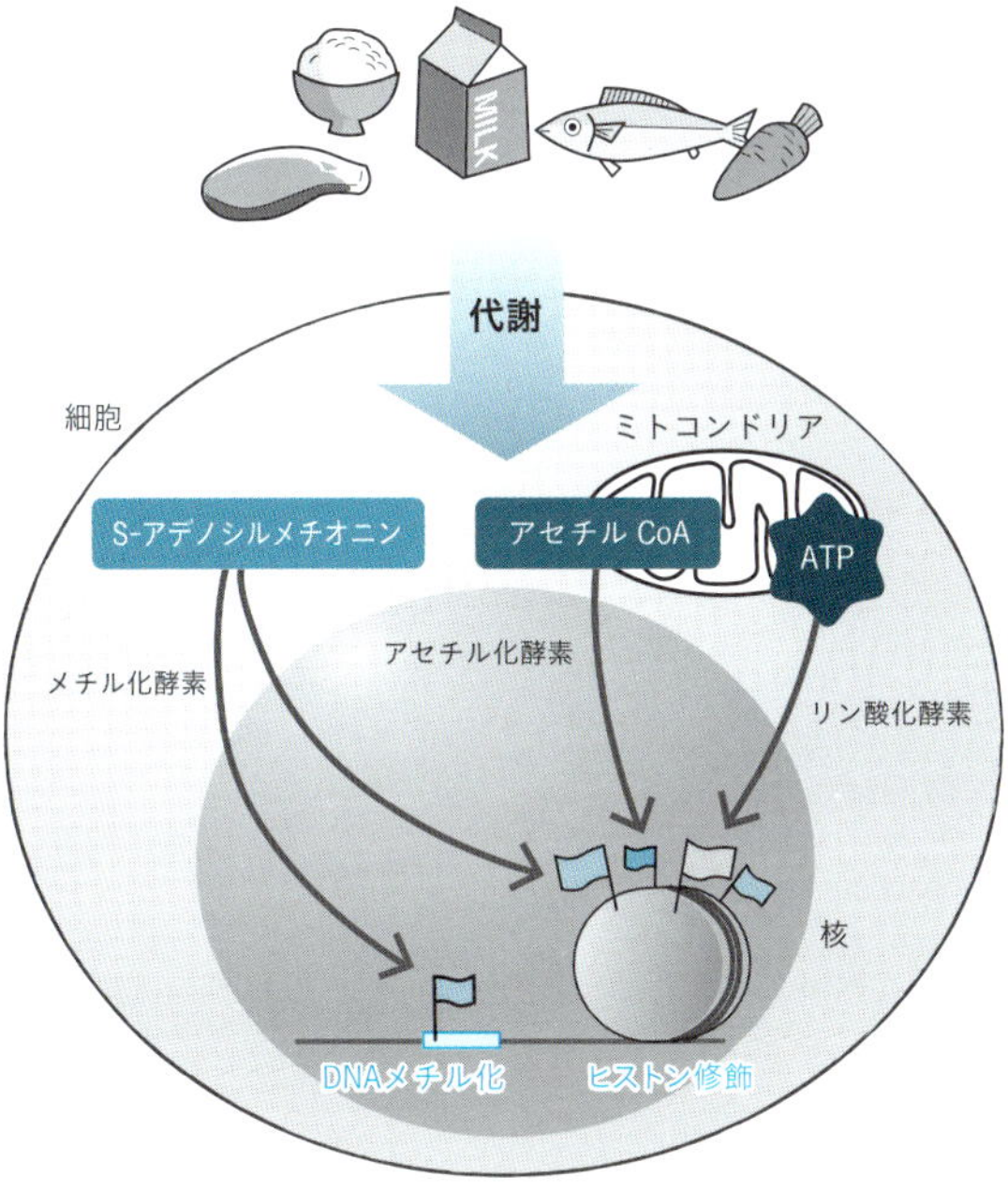

　このように「エピゲノム」は、〝**付箋のような法則**〟をもっていると言えるでしょう。付箋とは、注目したいポイントに、自在につけて外して、またつけられる。そしてコメントを書き込める、と何かと便利なもの。あたかも付箋のように、エピゲノムには次のような3つの特徴をもつと言うことができます。①遺伝子がマークされる、②マークはつけられたり、外されたりする、③マークを参照してタンパク質が結合することで、遺伝子が使われたり使われなかったりする、と言うものです。

　さらに、強力な顕微鏡で大きく拡大して、細胞核の中を見てみましょう。ゲノムのDNAは、まっすぐに伸びているのではなく、細かく幾重にも折りたたまれています。ヒストンなどのタンパク質がDNAに結合したクロマチンは、大小多数のループ構造をつくっているのです。例えば、1本のひも

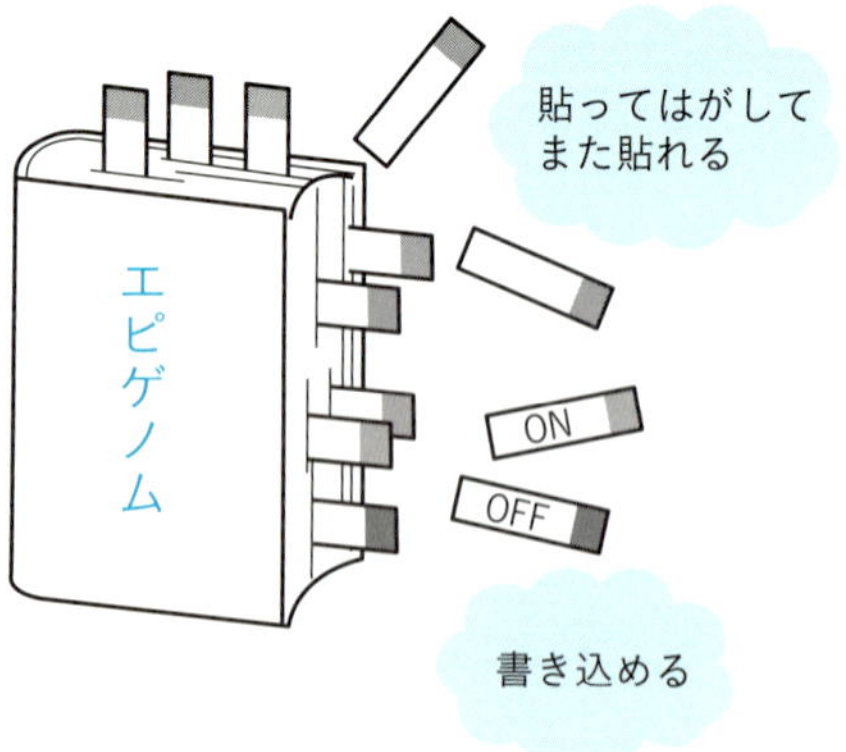

で2カ所を合わせると、1つのループができますね。合わせたところがループの根本になります。さらに3カ所目を合わせるとループは2つになりますね。このように繰り返すことで、ゲノムは折りたたまれて収納されています。こうしたループの根元に当たるのが、**4章**で説明した「インスレーター」であることがわかりました。遺伝子と遺伝子の間にある境界配列のことです。すなわち、核内のゲノムは3D（3次元）の立体的なクロマチンをつくっているのです。

よく観察してみると、多数のクロマチンのループを形成することで、転写される遺伝子どうしは寄り集まり、他方、転写されない遺伝子どうしはまた別のところに寄り

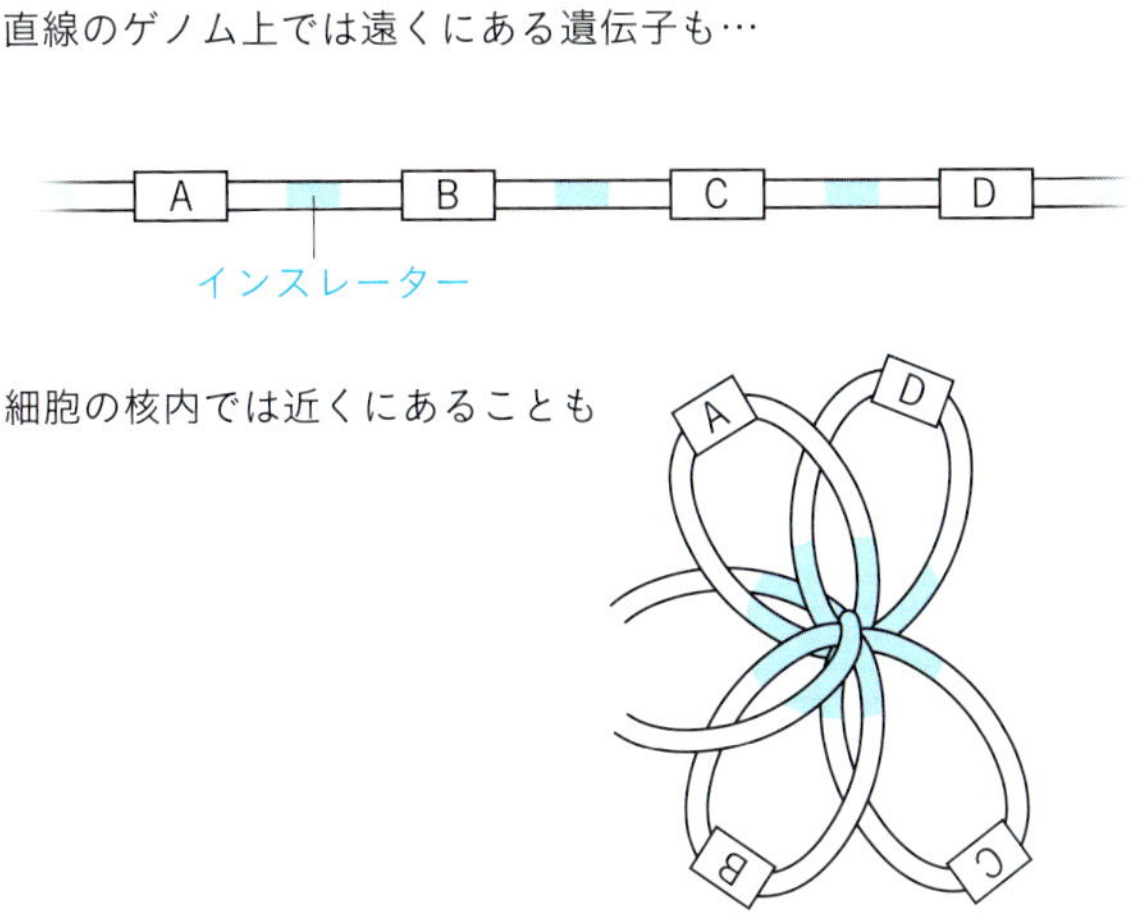

集まっています。細胞の核内で、転写されやすい部位と転写されにくい部位があって、遺伝子の働き方に応じて空間的に配置されているのです。これもまた、ゲノム上のすべての遺伝子から必要なものを選んで使う、その他の遺伝子は使わないというための、エピゲノムの効果的なしくみのようだと言えます。

＊1　詳しい内容については、前著『驚異のエピジェネティクス』を参照いただきたい。

＊2　ミトコンドリアは、酸化的リン酸化（酸素を用いた細胞内呼吸）によって、エネルギー（ＡＴＰ）を合成する。しかも、核のゲノムＤＮＡとは独立した、2本鎖環状のミトコンドリアＤＮＡをもつ。1細胞当たり数百のミトコンドリアがあり、1個のミトコンドリアに約10コピーのミトコンドリアＤＮＡが含まれる。核ゲノムに比べて、10倍くらい変異が起こりやすいと言う。また、親子の間で、ミトコンドリアは母親の卵子だけから子に伝わるので、母性遺伝とよぶ。核ゲノムと同様に、個人差にかかわる可能性がある。

一卵性双生児とエピゲノム

ここまで、私たちの体質は環境と遺伝の働き合いでつくられ、エピゲノムは環境で書き換えられるのではないか、と述べてきました。私たちの体質がきわめて多様であるのはなぜでしょうか。双生児についての研究がその有力な根拠を示してくれることになります。一般に、双生児には2つの場合がありますね。一卵性双生児とは、1つの受精卵に由来するので、性別も同じで、見た目もそっくりです。もともとは、全く同一の存在と言えます。他方、二卵性双生児は、異なった2つの受精卵に由来するので、いわば、ふつうの兄弟姉妹と同じです。

やや脇道にそれますが、移植医療が行われはじめた時期に、一卵性双生児の存在が極めて重要な役割をはたした事実があります。生きたドナーからの臓器移植が成功した最初の例は、一卵性双生児（ロナルドとリチャード）の間での腎移植だったのです。免疫抑制の方法が確立される前の1954年、米国の外科医であるジョセフ・エドワード・マレー博士（Joseph Edward Murray・1919〜2012年）らが行ったものです。移植手術の後の8年間、リチャード（レシピエント）は健康に過ごし、結婚して2人の子どもをもつことができたそうです。これらを含めた功績により、1990年、マレー博士にノーベル生理学・医学賞が授与されました。これを契機として、今では免疫抑制剤などを用いて、血縁関係のない人からの臓器移植が可能になっています。

一卵性双生児の二人は、基本的によく似ています。ところが、年齢が進んで、学校、職場、結婚、引越しなど、生活の中身が段々と異なってくると、これらの環境の変化は、双子の二人にしだいに違いをもたらすことになります。もちろん、双子の似ている面は生来に続いていきますが、生活習慣や社会経験に基づいたところが異なってくるのです。例えば、文章や絵のかき方、計算や運動の能力、嗜好や考え方が同じではなくなります。また、その健康状態についても、片方だけが特定の病気にかかることもあります。科学的に一卵性双生児が注目されるのは、このような例を分析することで、どこまでが遺伝で、どこからが環境によるのか、客観的に考察できるからです。

一卵性双生児に関する研究において、2つのポイントがあります。1つは、「双生児で一致した特徴を比較することで、遺伝因子の影響を見積もることができる点」です。その結果、病気の原因遺伝子が同定される場合もあります。もう1つは、「双生児で一致しない特徴を比較することで、環境因子のかかわりを調べることができる点」です。ただし、付け加えるとしたら、双生児のいずれか一方に生じた体細胞変異については除外して考えなければいけません。例えば、胎児期に身体を構成する体細胞にたまたま変異が起こると、双生児の間の違いを生じることにつながるからです[*3]。

ところが、双生児の研究でわかることには限界もあります。産まれる前でも、子宮内での位置が違ったり、胎盤を介した血液循環などが同じではないからです。出産時の経過も、一人目はすぐに生まれても、二人目は難産だったりします。そして、出生後には、二人に別々の環境因子が作用することになります。このため、数多くの要因を分析するのは容易なことではありません。例えば、一卵性双生児の**指紋**について指摘されていることがあります。〝手に汗握る〟という言葉があるように、指紋とは、指先の皮膚にある汗腺の開口部が隆起してできる紋

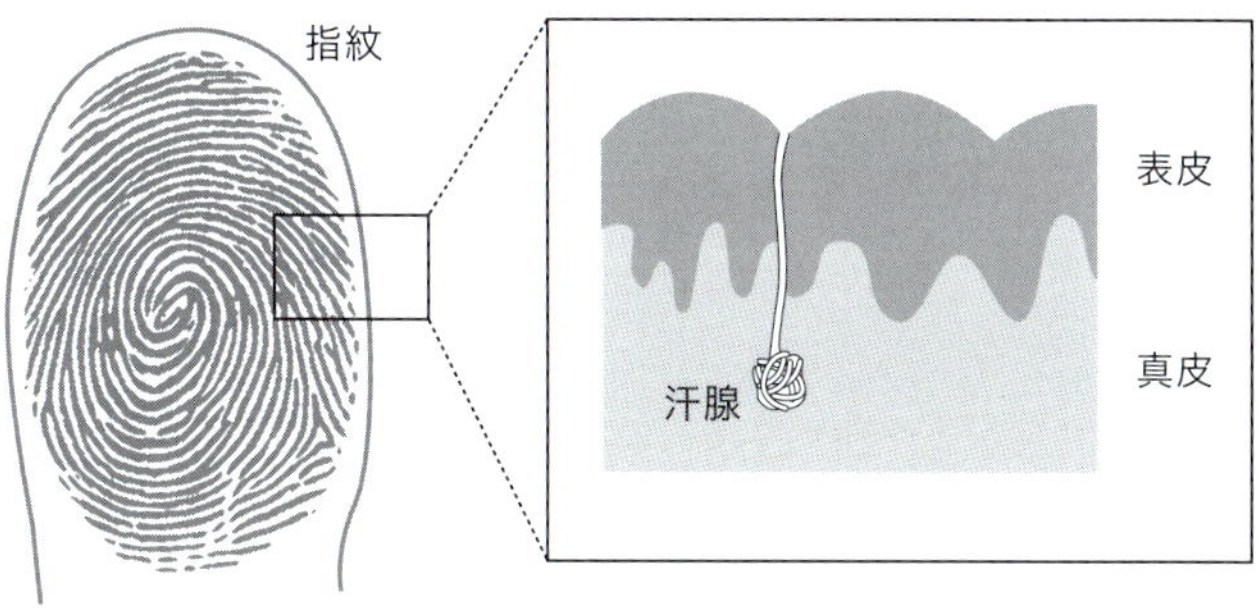

様です。よく観察してみると、一卵性双生児の指紋は出生時に完全に同じではないと言います。なぜでしょうか。指紋はゲノムで遺伝的にすべて決まるものではなく、身体の特徴（形質）の1つです。つまり、子宮内の環境によっても影響を受けるわけです。

遺伝的に指紋の大まかなパターンは決まるとしても、指の先端部は、羊水の流れや圧を受けやすく、身体の一部や子宮の内壁などに触れやすい状態にあります。つまり、物理的な因子が常に作用しているのです。他にも、指先におけるホルモンや成長因子の量、栄養の受け方、成長の仕方、血流や血圧などが影響するようです。こうした理由から、一卵性双生児の指紋であっても、生まれる時に完全には一致しない。つまり、見た目にわからない環境因子が加わって、私たちの身体の特徴はつくられているのです。こうして、一卵性双生児は遺伝的に同じ存在ですが、二人の間に違いも生じてきます。

では、違いが生じるとき、一卵性双生児の中で何が起きているのでしょうか。小さい頃の双生児は、ゲノムの配列もエピゲノムのパターンも基本的によく似ています。しかしながら成長の過程で、特定の遺伝子はもちろん、ゲノム全体のエピゲノムに違いが生じてくることがわかってきました。２００５年、スペイン国立がんセンターのマネル・エステラ博士らは、1卵性双生児について大規模スタディ（3歳の20組、および50歳の20組）を行いました。その結果、双生児の間では、エピゲノムの状態（DNAのメチル化とヒストンのアセチル化）はよく似ていたそうです。興味深いことに、年齢が高い双生児の群では、血液や皮膚の細胞におけるエピゲノムの違いが増加していました。ただしこの研究では、年齢別の被験者が同じではないため、加齢による変化を結論づけるものではありませんでした。その後、他のグループが、対象の双生児について数年にわたる追跡調査を行って、遺伝子のプロモーター領域などのDNAメチル化が加齢とともに違ってくることを示しました。

2014年には、キングス・カレッジ・ロンドンのチム・スペクター博士らが、熱痛みに対する感受性に違いをもつ一卵性双生児に関する研究（25組）を行いました。**熱痛みの感受性**（熱い物体を触らせてどの程度耐えられるか）の強弱とDNAのメチル化のパターンとの相関性を検討したものです。その結果、イオンチャンネルのタンパク質（TRPA1と名付けられている）をコードする遺伝子のメチル化の程度が、熱痛み耐性にかかわることを報告しました。熱痛みに耐性であるほど、皮膚のTRPA1遺伝子のプロモーターのメチル化の程度が低く、その遺伝子の発現が高い傾向にありました。つまり、「特定の遺伝子のエピゲノムの状態が、個人の性質や能力につながる」という可能性が示されたのです。

こうして、一卵性双生児は、成長や年齢とともにしだいにエピゲノムの違いが生じることが実証されてきました。すなわち、同じゲノムをもっている一卵性双生児にエピゲノムの違いが生じると言うことは、私たちの体質は生まれつきでなく、その後の環境や生活習慣で変わることを意味しているのです。一卵性双生児の間でＤＮＡのメチル化に違いが起こると言う事実は、エピゲノムが私たちの体質にかかわることを強く支持してくれています。

＊3 体細胞変異とは、身体を構成する細胞に遺伝的な異常（組換え、欠失、一塩基変異など）が起こる場合である。個体発生の過程で起これば、その細胞から派生する細胞だけが設計図に異常をもつことになる。一人の身体のなかに、正常と異常の2つの系統の細胞が混在するので、モザイクと言う。このため、体細胞変異は、個人差を生じる要因の1つとなる。

非コードRNAの発見

4章で述べたように「DNA→（転写）→RNA→（翻訳）→タンパク質」は、遺伝子が役割を果たすための基本的な流れです。DNA＝情報分子が、RNA＝伝達分子を介して、タンパク質＝機能分子をつくる。つまり、遺伝子を元にしてタンパク質がつくられる場合には、RNAは伝達分子として働いています。これが、今までの分子生物学の基礎になってきました。ところが、近年、RNAは、他に重要な働きをもっている可能性が明らかになっています。ある種のRNAはタンパク質をつくらず、それ自体で、遺伝子の働き方やエピゲノムに直接に作用していることがわかってきたのです。

RNAについて再考する大きな契機は、「高速シークエンサー」[*4]とよばれる新しい機械を用いて、ゲノム情報を網羅的に解析できるようになったことにありました。その結果、それまで部分ごとにしか調べることのできなかった生命の膨大な情報が、隅々まで詳しく分析されました。新しい技術革新は、それまで見えなかった発見を生み出すものです。そして、それまでの概念（コンセプト）を転換します。細胞内のすべてのRNAを調べてみると、研究者は予期しなかった事実に気付いたのです。

細胞から見つかってきたＲＮＡには、タンパク質に翻訳されるメッセンジャーＲＮＡ（ｍＲＮＡ）、その翻訳に働くトランスファーＲＮＡ（ｔＲＮＡ）、タンパク質の合成に働くリボソームＲＮＡ（ｒＲＮＡ）が予想通りに含まれていました。ところが、他の大部分のＲＮＡは、「タンパク質をつくらない配列」だったのです。何かの誤りかではないかと疑われましたが、そうではありません。この多量の謎のＲＮＡたちは、ゲノム上のタンパク質をコードする遺伝子が存在しない部分に由来したり、遺伝子内であってもイントロンの部分から転写されていることが確認されました。ついには、全く新しいカテゴリーに分類されるＲＮＡだと言う結論に至ったのです。

このようなタンパク質に翻訳されないＲＮＡは、総称して「**非コードＲＮＡ**」（ｎｃＲＮＡと略する）とよばれることになりました。ＲＮＡ自体が特別の働きをもつことがあるようです。ヒトの細胞で、当初1万個程度が発見されましたが、今では3万個くらいあるだろうと考えられています。その多くは、200塩基以上と比較的に長いことから、「**長鎖非コードＲＮＡ**」（ｌｎｃＲＮＡ）と言われています。他方、20〜30塩基くらいの短いｎｃＲＮＡのグループが知られ、「**マイクロＲＮＡ**（ｍｉＲＮＡ）」として区別されています。

ヒトゲノムは約30億塩基対ほどの長さですが、その配列を見渡してみましょう。遺伝子（エキソン、イントロン、プロモーターなどを含む）に当たる部分が、全ゲノムの約5％を占めています。そのなかから、タンパク質をコードするエキソンの部分だけを足し合わせると、全ゲノムの1％程度に過ぎません。ゲノムのほとんどは、いわゆる遺伝子ではないと言うことです。そうしたゲノム全体の半分以上から非コードRNAが転写されていることがわかったのです。

当初、多量の非コードRNAはおそらくガラクタだろうと考えられました。しかし、詳しく調べてみると、生物学的に重要な機能をもつ例がしだいにわかってきたのです。非コードRNAが特定のDNAに直接に作用することもあれば、RNAやタンパク質と相互作用することも

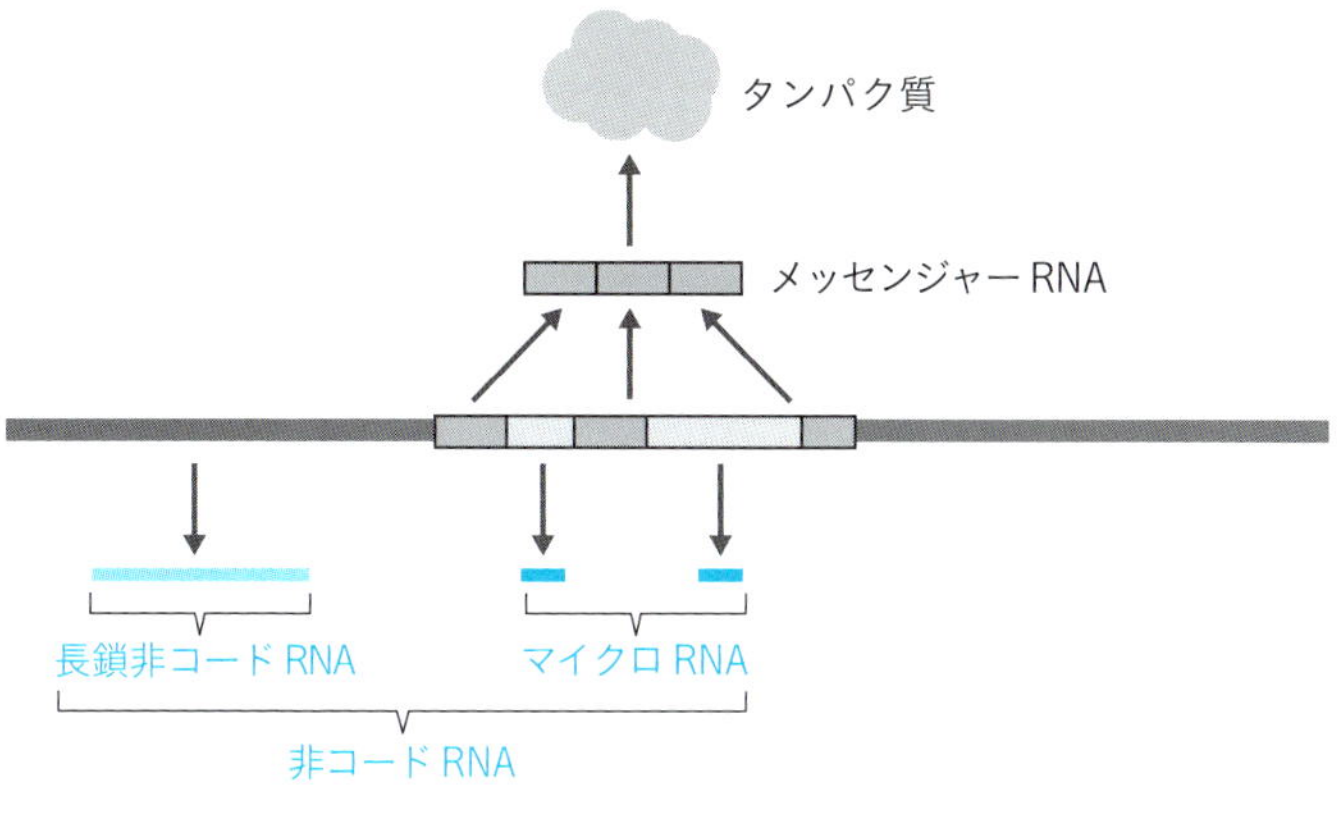

ありました。その結果、遺伝子の働き方やエピゲノムの状態を調節していると言う報告がなされてきました。

エピゲノムの〝付箋のような法則〟を思い出してみましょう。①遺伝子がマークされる、②マークはつけられたり、外されたりする、③マークを参照してタンパク質が結合することで、遺伝子が使われたり使われなかったりする、でしたね。この3つの段階において、非コードRNAがどのようにかかわるのでしょうか。非コードRNAがエピゲノムを修飾する酵素と協働することで、遺伝子にマークがつけられることがあります。さらには、特定のタンパク質がそのマークに結合するのを非コードRNAが助けたりするようです。このように、「ある

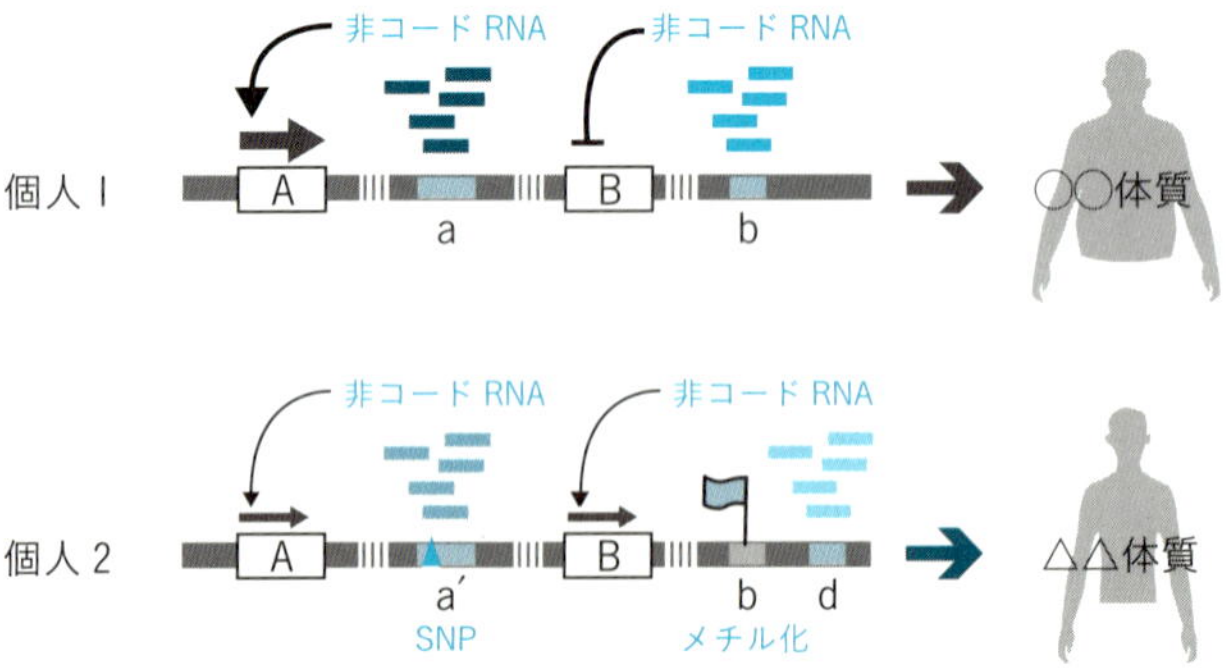

非コード RNA による個人差
➡は遺伝子の発現の促進、⊣は抑制を示す

非コードRNAが、特定の遺伝子やエピゲノムを調節する可能性がある」と言うわけです。しかも、非コードRNAの配列自体にSNPがあったり、非コードRNAの発現がDNAのメチル化で抑えられたりすることもあります。こうして、ゲノム上の遺伝子の働き方は、幾重にも調節されて、私たちの体質を生み出しているようです。

＊4 シークエンサーとは、DNAの塩基配列を解読する装置。従来のシークエンサーでは、ヒト一人のゲノムを解読するのに10年の月日と30億ドルの費用が必要だった。今や、高速シークエンサーを用いると、数日内で1000ドルで可能になっている。

Xist非コードRNAの新たな働き

最もよく知られる非コードRNAと体質の関係について紹介しましょう。「Xist《イグジスト》」とよばれる非コードRNAが、遺伝子の働き方を調節するという最初の発見は、今から20年以上も前のことです。それから長らく、Xistは特殊な例として考えられてきました。しかし、高速シークエンサーで多量の非コードRNAが存在することが判明して、再び注目されるようになったのです。

ヒトは、全部で46本の染色体をもち、そのなかに、女性ならXX、男性ならXYの性染色体をもっています。男女の違いは、最終的にはゲノムのなかの性染色体の違いにたどり着くと言えるでしょう。これを性差と言って、私たちの体質にも深くかかわるものです。X染色体は、約1.65億塩基対の大きさをもち、およそ1千5百個の遺伝子が存在しています。一方、Y染色体は、約0.6億塩基対と小さくて、遺伝子の数も50個程度に限られています。こうしたXとYの染色体にある遺伝子の不均衡を是正するために、哺乳類の雌雄の間で、働く遺伝子の量を等価にするしくみができたと考えられています。これが「**X染色体の不活性化**」とよばれる現象です。1961年に、マウスの遺伝学者のメアリー・ライオン博士（Mary F. Lyon・1925～2014年）が「ライオンの仮説」として提唱しました。哺乳類の雌の体細胞はX染色体を2本、雄の体細胞はX染色体とY染色体を1本ずつもっています。そこで、雌雄において働く遺伝子の量を等しくするため、雌の体細胞では2本のX染色体のうち、1本は働いて、もう1本は働いていない状態になっています。すなわち、いずれか片方のX染色体はランダムに不活性化されているのです。その結果、雌雄いずれも、1本のX染色体が働くことになります。雌の体細胞では、不活性化されたX染色体が凝縮して、細胞核の中に1つの塊をつくります。これが「バー小体」とよばれるものです。これは、雄の体細胞には見られません。

1992年に、このマウスの不活性なX染色体から特別につくられる長鎖非コードRNAが発見され、「Xist」と名付けられました。Xist遺伝子は、活性なX染色体からは発現しません。このXist RNAは、約1万7千塩基と極めて長く、細胞核の中では、不活性なX染色体を取り囲むように集積していたのです。

このXist RNAが発現したX染色体には、転写を抑えるヒストンの修飾とDNAのメチル化がつけられて、その染色体全体が凝縮して不活性化されてしまうことがわかりました。つまり、Xist RNAがヒストンを修飾する酵素とDNAをメチル化する酵素を寄せ集めると考えられます。その結果、雌の体細胞では、片方のX染色体からXist RNAが発現して、その染色体上の多くの遺伝

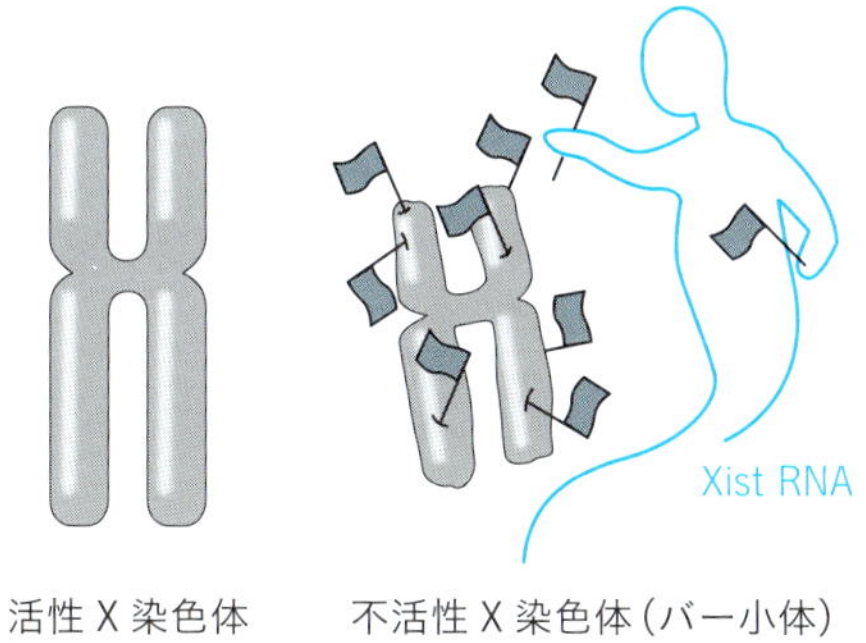

活性X染色体　不活性X染色体(バー小体)

子は転写されない状態になるのです。

ヒトにおいても、XIST RNA（約1万9千塩基の長さ）が存在して、X染色体の不活性化を担うことがわかっています。発生の初期に、両親から受け継いだ2本のX染色体のうち1本がランダムに不活性化され、その後の細胞分裂において安定に維持されていきます。女性の細胞の2本のX染色体は父母から1本ずつ受け継ぐので、「ランダム」と言うのは、父由来のX染色体が不活性化された細胞、母由来のX染色体が不活性化された細胞がほぼ同数で一人の身体をつくっているという意味です。これが基本ですが、必ずしもこの通りにならないことも知られています。2つの例を挙げてみましょう。

1つは、「X染色体の偏った不活性化」とよばれて、片方の親由来のX染色体だけが優位に不活性化されるものです。例えば、父母から1本ずつ受けたX染色体が、娘の細胞では、父由来あるいは母由来のX染色体ばかりが不活性化されてしまうような場合です。これが一卵性双生児の姉妹で起こり、例えば、姉は父由来、妹は母由来のX染色体が主に不活性化されると、不一致の特徴が生じやすいと言われています。また、姉妹の1人だけが、X染色体に起因する病気（精神発達遅滞、デュシェンヌ型筋ジストロフィー、色覚異常、免疫不全症など）にかかる場合があります。もとよりX染色体を1本しかもたない一卵性双生児の男兄弟では、このようなことは起こりません。

もう1つは、不活性化されたX染色体が安定に維持されない場合です。悪性度の高い乳がんでは、バー小体がしばしば消失することが観察されています。調べてみると、活性なX染色体が2つになって、不活性化されたX染色体が失われていました。しかも、XIST RNAによって発現が抑制される遺伝子のなかには、「がん遺伝子」（働きが強まるとがん化を促進する）が含まれていることがわかったのです。つまり、XIST RNAは、女性のがんの発症を抑制する働きをもっているかもしれません。このように、「XIST非コードRNA」によるX染色体の不活性化は、個人差や病気の発症にかかわるようです。長鎖非コードRNAをめぐっては、似たような事例や、もっと不思議な事例が、今後も発見されていくことでしょう。

Q&A

Q

歳をとると体質が変わりますが、設計図は変わっていないはず……つまりエピゲノムのせいなのでしょうか？

A

加齢によってゲノムも少しは変化しますが、現在、有力なのがエピゲノムの変化です。エピゲノムが変わると、多くの遺伝子の働き方が変わります。その結果、私たちの体質にも影響するでしょう。老化細胞では、ゲノム全体のＤＮＡのメチル化が低下し、ある部分では逆にメチル化が増えることが報告されています。ヒストンが修飾されるパターンも変化します。身体の中の細胞が異なる特徴をもつように換わる場合（老化、肥満など）、エピゲノムの変化として理解されようとしています。

Q

一卵性双生児は似て異なるとは言え、やはりとても似ています。結局、遺伝因子は私たちの体質の何割くらいを決めているのでしょうか？

Q

食事でエピゲノムが変わるということは、いわゆる〝健康食品〟はその力が強いということですか？

A

体質のなかで、どこまでが遺伝か、どこからが環境かという問いには明確な答えは出ていません。今後、1つひとつの形質に着目して、科学的なデータが得られていくでしょう。まったく仮に、生まれつきの赤ん坊では、90％が遺伝因子で、10％が環境因子としましょう。子どもから大人になるにつれて、生活のなかの環境因子が増加していきます。大人では、70％が遺伝因子で、30％が環境因子くらいになるかもしれません。この両者は密接に働き合っているはずです。

A

食事や栄養が、その人の体質や健康状態にかかわることが明らかになっています。環境因子のなかでも、毎日の食生活はもっとも重要な要素なのです。しかも、摂取した食物が材料になって、エピゲノムの修飾がなされることは前述したとおりです。近年、食事や栄養が、本人だけでなく、その子孫にも影響が伝わる可能性が注目されています（代謝メモリー説とよぶ）。遺伝子の印づけが世代を超えて伝わるのかが研究されているところです。こうしたなかに、健康食品だけが重要と言うわけではありません。バランスの取れた食事を適度にとることが大切になります。

Q

非コードRNAもタンパク質と同じように機能をもつのなら、非コードRNAをコードするDNA配列も「遺伝子」とよばれないのですか？

A

本書では、わかりやすくするために、遺伝子とはタンパク質をつくるゲノム配列として説明してきました。ヒトでは、これが2万5千個あります。しかし、非コードRNAをつくるゲノムの配列を含めて、広義の遺伝子と考えることもできます。非コードRNAの遺伝子は、エキソンとイントロンをもつもの、1本の連続する長い配列であるもの、さらにRNAに読まれた後に切断されるものなど、多様にあります。1つのゲノム部位を見ると、タンパク質をつくる遺伝子と非コードRNAの遺伝子が近くにあって、協調的に働いていることが数多くあります。

column

「氏と育ち」の提唱者

英国のフランシス・ゴルトン（Sir Francis Galton・1822～1911年）は、チャールズ・ダーウィンと従兄弟の関係にありました。このため、生物の進化と適応について書かれたダーウィンの著作『種の起源』に多大な影響を受けたようです。ゴルトンは1860年代半ばから、人の才能や知能の遺伝についての研究を始めました。1875年に発表した研究内容が「The history of twins, as a criterion of the relative powers of nature and nurture」です。この題名にあるように、「双子」と「氏と育ち」（nature and nurture）が学問的につながった論文でした。そこには、双生児がどんな病気にかかったか、どのように似ているか、などの質問と回答がまとめられたと言います。ヒトの遺伝と環境について分析するうえで、双子の研究が有効であることが示されたのです。

そのちょうど10年前（1865年）に、グレゴール・ヨハン・メンデル（Gregor Johann Mendel・1822～1884年）が、エンドウマメを用いた遺伝に関する実験結果を発表していました。ところが、その当時にはほとんど理解されていなかったと言います。1900年に入って、メンデルの死後「遺伝の法則」として再発見されることになるのです。おそらく、ゴルトンの「氏と育ち」の考え方は「遺伝の法則」とすぐに結びつくことはなかったわけです。科学と言うものは、緩急の時間をかけながら進んでいくものなのでしょう。

ゴルトンのもう1つの功績は、生物現象を数値的に取り扱うという、生物統計学をはじめたことです。双子の研究を行うなかで、例えば、AとBの関連性を評価するために「相関係数」と言うものを考え出しました。その後、カール・ピアソン、ロナルド・フィッシャーなどに引き継がれて、データを科学的に解析する方法になりました。他に、優生学（遺伝的に人間を改良しようすると考え方で、現在は否定されている）を提唱した人物としても知られています。

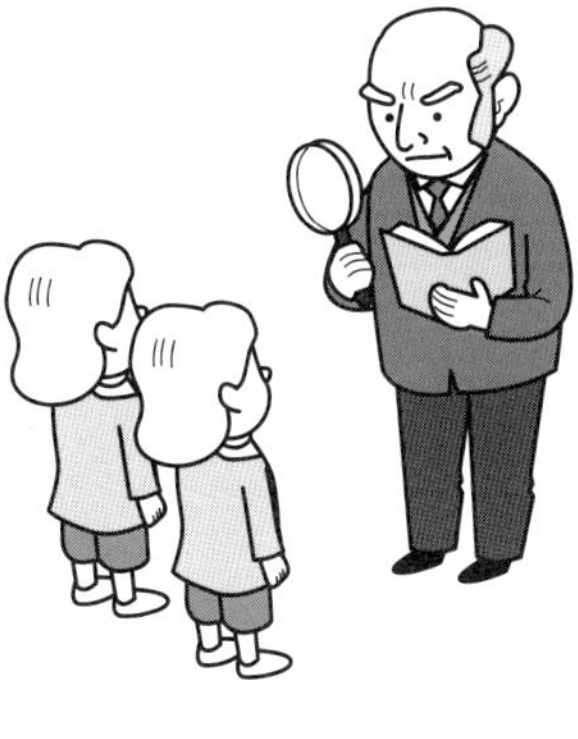

第6章

病気の発症を予知できるか

この章では、病気にかかりやすい体質について、エピゲノムを中心にお話しします。特に「乳がん」を例にあげて、遺伝子、エピゲノム、非コードRNAのかかわりを考えます。病気が起こるプロセスや発症のリスクを知ることで、早期の診断・治療、そして予防が実現するかもしれないのです。

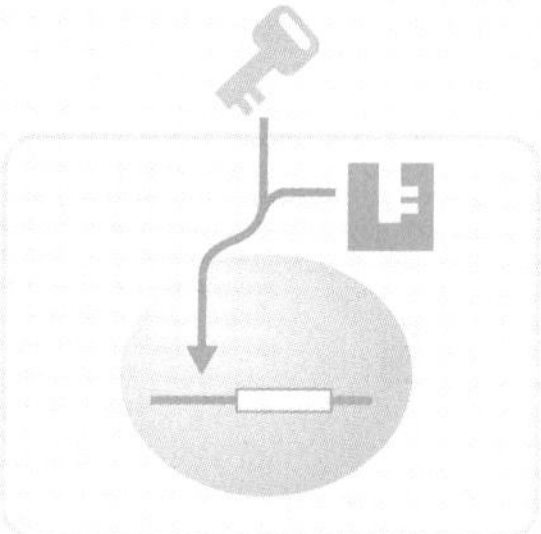

体質と病気のリスクを調べる

私たちの体質は、どこから来るのか。この問いに対して、生まれつきに決まる「**1塩基多型**（**SNP**）」、複数の遺伝子が働き合う「**ポリジーン**」、生活環境に応じる「**エピゲノム**」、ゲノムの大部分からつくられる「**非コードRNA**」から考えてきました。これらは別々にあるのではなく、むしろ密接に関連しています。例えば、SNPは遺伝子の機能を変えるとともに、エピゲノムや非コードRNAにも影響を与えることでしょう。また、エピゲノムや非コードRNAは多くの遺伝子の働き方を換えることができます。エピゲノムは遺伝子と非コードRNAはその発現を調節し、他方、非コードRNAはその

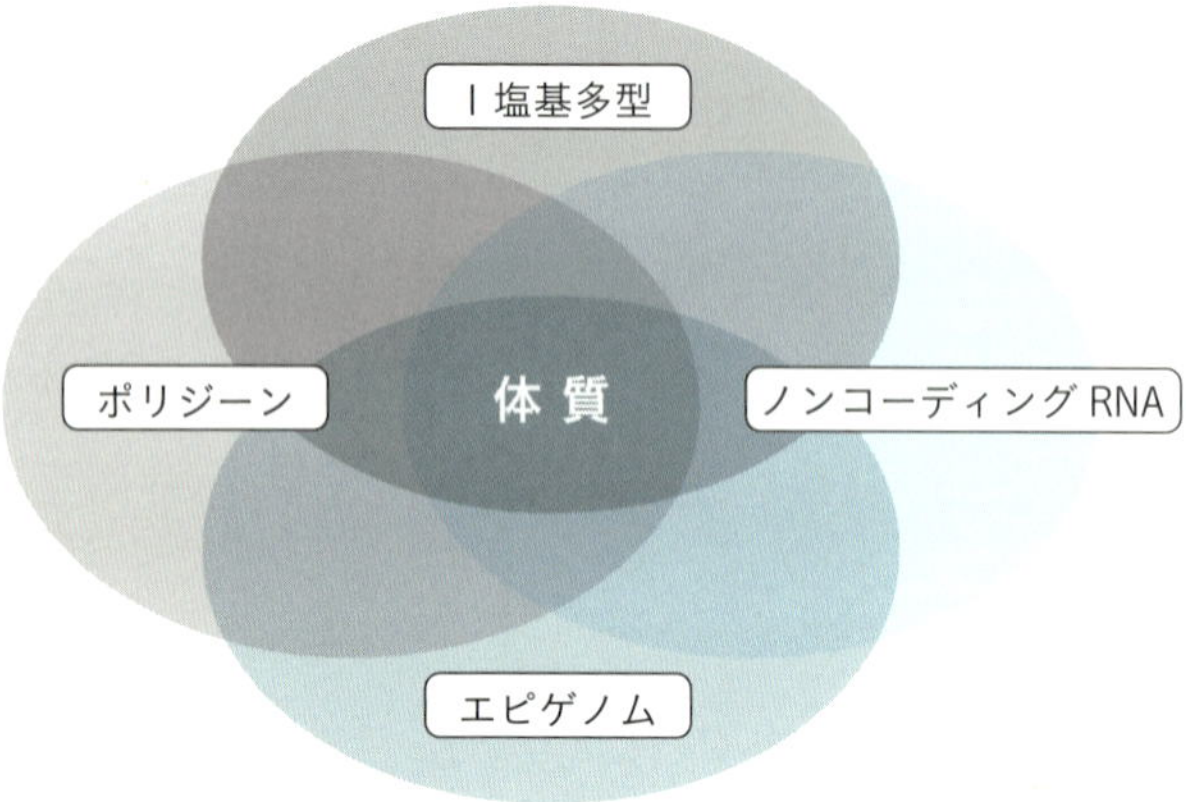

エピゲノムの形成に作用している、と言った具合です。

自分や家族がもっている体質とは何か。将来的にどんな病気に気をつけるべきか。体質を客観的に評価することができれば、健康を保ちながら、病気の発見と治療にもつなげることができるでしょう。このような視点から、ゲノムやエピゲノムを用いた研究が進められているところです。こうした話は何かと商業ベースに結びつきやすいので、科学的な根拠に基づいているかが評価されなければなりません。

設計図としてのヒトゲノムは、私たちの基本的な性質を決めています。ところが、ゲノムや遺伝子がすべてかと問われれば、どうでしょうか。これまで繰り返し述べてきましたが、遺伝子がすべてではありません。近年、食事や運動などの生活習慣、ストレス、加齢、感染症、その他の環境因子と言った後天的な要因によって、遺伝子の働き方が換わることがわかってきています。それはエピゲノムによるものです。

「DNA→RNA→タンパク質」という遺伝情報の流れを見直してみましょう。今度はここに、エピゲノムもあわせて考えてみることにします。ゲノムがDNAであり、エピゲノムは修飾されたゲノムのことです。ゲノムに遺伝子があって、エピゲノムが遺伝子の働きを調節しています。その調節に応じてゲノムから転写された産物がRNAであり、その一部はタンパク質に翻訳されます。したがって、細胞がおかれた状況によって、ＲＮＡとタンパク質は、その内容や量を刻々と変化していることになります。

例をあげると、分裂中の細胞では、新しい細胞をつくり上げるタンパク質の遺伝子が活発に働くようになります。また、あるホルモンの作用を受けた細胞では、それに応答する遺伝子が選ばれて盛んに働きます。このような理由から、ＲＮＡとタンパク質を見れば、その時の細胞がおかれた状況がわかるわけです。つまり、ＲＮＡとタンパク質を調べることは、現在の細胞の検査値を得るようなものなのです。

これに比べて「エピゲノム」は、病気のかかりやすさなど、将来を予測するのに有用です。ゲノムの塩基配列は同じであっても、エピゲノムの印づけ、つまりＤＮＡのメチル化、ヒストンの修飾、クロマチンはそれぞれの細胞で

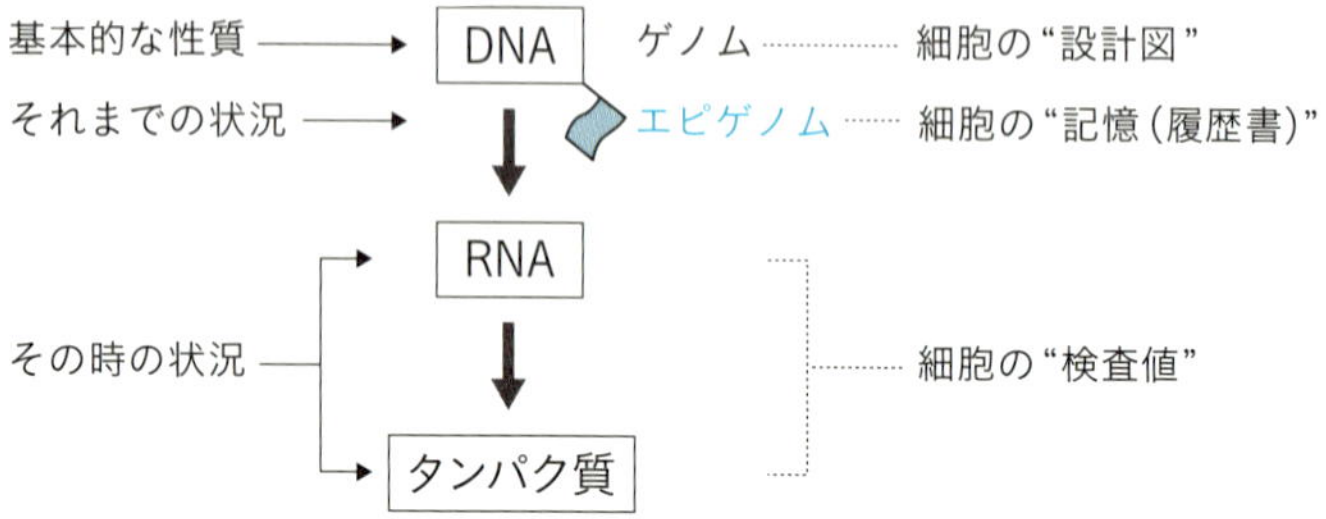

違っています。各々の遺伝子につけられた印が、その細胞が現在までどのような状態にあったかを示してくれるのです。例えば、ホルモンが細胞に作用すると、特定の遺伝子が使われたという印がつけられます。逆に、そのホルモンの刺激を全く受けたことがないという印もあります。このため、エピゲノムの状態は、細胞がもっている記憶であり、履歴書のようなものと言えるでしょう。つまり、エピゲノムを調べると、細胞の過去と現在の情報が得られると言うわけです。過去と現在を知ることができれば、将来を予見することにつながります。

エピゲノムを調べる方法

近年、「高速シークエンサー」が使われるようになって、DNAの塩基配列を調べる技術が目覚ましく進歩してきたのは**5章**で述べたとおりです。今やゲノムは元より、その転写産物であるRNA、そしてエピゲノムの状態まで調べることができるようになってきました。すなわち、「SNP」、「ポリジーン」、「エピゲノム」、「非コードRNA」について、本来の姿を知ることが可能になったのです。実際のところ、ゲノム上に散在する数百万個のSNPを一度に調べられます。ある病気の発症にかかわる遺伝子が多数あっても、1つのセットにまとめて調べることができます。また、DNAのメチル化やヒストン修飾の状態も詳しく検出できるようになりました。細胞の中のすべてのRNAを逆転写反応でDNAに変換すれば、どんな非コードRNAがどれだけの量つくられているかが一度にわかってしまいます。とにかく膨大な塩基配列の情報が得られて、分析する苦労もひとしおですが、スピーディかつ正確に解析できるようになりました。これを病気の診断に使わない手はありません。

実際にエピゲノムを調べる場合には、次のような2つの技術的なコツがあります。第一は、「DNAのメチル化を調べるためのコツ」です。遺伝子のプロモーター領域がメチル化されると、その遺伝子の働きは抑えられると述べました。このDNAのメチル化は、発生の異常、がん、代謝や神経の病気に深くかかわることがわかってきており、健康と病気のなりやすさを診断するうえで価値の高いものと言えます。ところが、高速シークエンサーでわかるのは、その塩基がAかTかGかCか、と言うことだけなのです。DNAのメチル化はC（シトシン）につけられると**5章**でお話ししましたが、現在のところ、シトシンとメチル化シトシンを直接に区別することはできません。DNAをそのまま調べても、シトシンのメチル化の有無を知ることはできないわけです。そうした理由のため、「重亜硫酸（英語読みで**バイサルファイトとよばれる**）」による化学反応が必要になります。

その反応とは、ゲノムDNAをバイサルファイトで処理すると、メチル化されていないシトシンは、ウラシルに変換されると言うものです。ところが、シトシンがメチル化されている場合は、この変換が起こり難いのです。このことを利用して、バイサルファイトで処理したゲノムDNAの配列をシークエンサーで解読すると、ウラシル（DNAを増幅するとチミンになる）に変換されなかったシトシンが、メチル化シトシンとして同定できると言うからくりです。

がんを例に診断の話をしますと、正常の細胞ががん化するのを防いでいる「**がん抑制遺伝子**」は、がん細胞ではプロモーター領域が高くメチル化され、不活性化されてしまうことが知られています。だとすると、がん抑制遺伝子のプロモーター領域のメチル化を調べることで、がん細胞の存在がわかると言う理屈です。一見正常でも、このメチル化が検出されるならば、がんになりやすい状態と診断できるのです。少量の細胞や組織から、バイサルファイト法、遺伝子増幅（PCR）法、シークエンス法を組合わせて、いろいろな病気が診断できないか検討されているところです。

第二は、「ヒストンの修飾を調べるためのコツ」です。これを「**クロマチン免疫沈降法**」とよんでいます。ヒストンタンパク質には化学基の修飾（アセチル化、メチル化、リン酸化など）がつけられていると述べましたが、これらの各々の修飾を見つけ出して結合する「抗体」が準備されています。この抗体を使えば、ある修飾をもつヒストンと、そのヒストンが結合しているゲノムDNAだけを細胞から取り出すことができるのです。具体的な方法について述べ

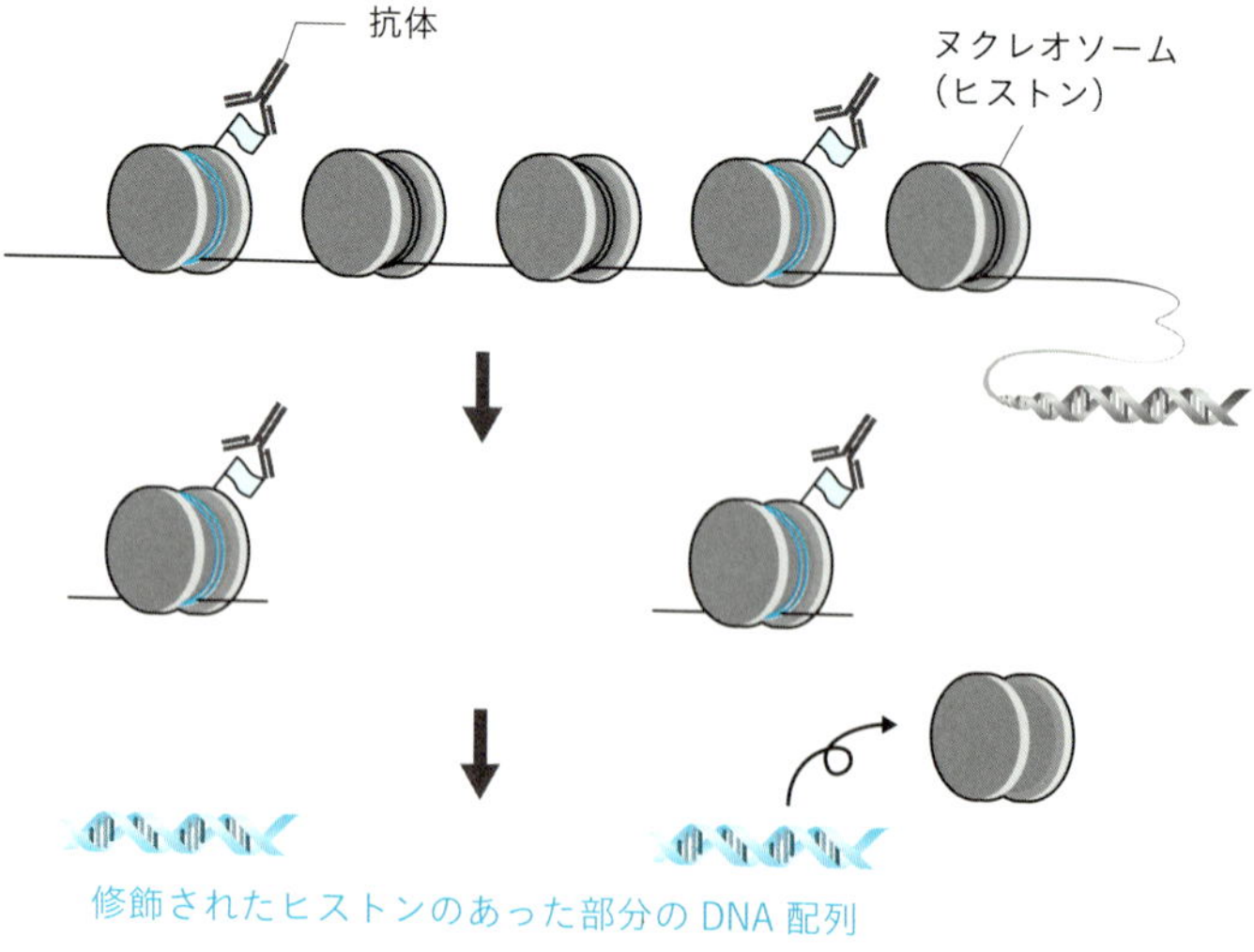

クロマチン免疫沈降法

てみましょう。

細胞や組織をホルマリンで固定すると、DNAとタンパク質（ヒストン）がくっついて離れないようになります。この状態で細胞からヒストン[*1]を取り出します。例えば、それからアセチル化ヒストンにだけ結合する抗体を混ぜると、アセチル化ヒストン（とそれに巻き付いたDNA）だけが試験管の底に沈みます。この沈んできたDNAの塩基配列を高速シークエンサーで調べれば、ゲノム全体でアセチル化ヒストンが存在する部位、つまり修飾されている遺伝子がわかると言うわけです。このようにして、細胞や組織のヒストンの修飾状態を詳しく調べることが可能になりました。ヒストンの修飾も、その異常がたくさんの病気にかかわることが知られてきていますので、診断法としての応用が期待されるところです。

＊1　実際はヒストンが8つあわさった（8量体）「ヌクレオソーム」として存在している。

乳がんとエストロゲン

病気のかかりやすさを考えるうえで、ここでは「乳がん」を取り上げてみます。最近の話題では、米国の女優アンジェリーナ・ジョリー（Angelina Jolie・当時37歳）が、「My Medical Choice（私の医学的な選択）」と題して、2013年5月にニューヨーク・タイムズ紙に寄稿したことでも知られています。母親をがんで亡くしている彼女は、遺伝子検査を受けました。すると自分も乳がんになるリスクが高いことがわかったので、予防的に切除手術を受けるという選択をした、と言います。遺伝子検査の存在が広く知られるきっかけとなったできごとでした。

ここで「がん」全体の動向を見てみましょう。日本人がかかりやすい上位の5つは、男性では胃がん、肺がん、大腸がん、前立腺がん、肝臓がんです。女性では乳がん、大腸がん、胃がん、子宮がん、肺がんとなっています。つまり、女性のがんのなかで、かかりやすさの第1位が**乳がん**です。しかも、女性が圧倒的にかかりやすいことから（男女比1：100）、性差がその発症に強くかかわっていることがわかります。近年、早期発見と新しい治療が進んできたため、生存率は改善してきました[*2]。ところが、乳がんの患者数が増加していることから、また再発・転移が起こる場合があることから、その死亡数は増え続けています。乳がんはなぜ増加しているのでしょうか。その完治はどうして難しいのでしょうか。

「**エストロゲン**」とよばれる女性ホルモンが、乳がんの発生を考えるうえで重要な鍵となります。統計学的に、初潮が早い、閉経が遅い、初産が遅い、高齢で出産経験がないことが乳がんにかかりやすい条件になります。いずれも「エストロゲンの作用する期間が長い」と考えることができます。また、閉経後の女性では、肥満が条件に付け加わります。これは肥満した脂肪組織でエストロゲンがつくられているためと言われています。さらに、高脂肪の食事、アルコール、喫煙も、乳がんにかかりやすい条件になるようです。こうして、日本で乳がんが増えているのは、食生活の欧米化、女性の社会進出などのライフスタイルの変化（晩婚化、少子化など）が影響していると予想されているところです。

付け加えるとすれば、家族や血縁者に乳がんにかかった人がいる場合も、かかりやすい条件の1つになります。しかし、このような遺伝性の場合（乳がんにかかわる遺伝子の変異が親から子に伝えられる）は、乳がん全体の5〜10%程度と多くを占めてはいません。ほとんどの場合、遺伝性ではなく、むしろ、生育環境や生活習慣の影響が大きいと考えられます。

乳がんではエストロゲンが重要であると述べました。「エストロゲン」が細胞に作用する際には、細胞側の受け手としての「**エストロゲン受容体**」（**ER**とよばれる）が働きます。ホルモンであるエストロゲンは体中をめぐりますが、ERはエストロゲンが働きかける組織に存在しています。この両者は、まさに鍵と鍵穴のような関係です。そして、ERはエストロゲンと結合して、おもに〝転写因子〟*3として働きます。つまり、エストロゲンと結合したERは、特定の遺伝子たちのスイッチを入れたり、発現のボリュームを上げ下げしたりするのです。詳しく調べてみると、乳がん細胞の約60〜70％はERをもっていて、エストロゲンが細胞の増殖を助けることがわかりました。このため、ER陽性の乳がんは、〝ホルモン依存性のがん〟とよばれています。

では、現代の医療において、乳がんに対してどんな治療がなされているのでしょうか。

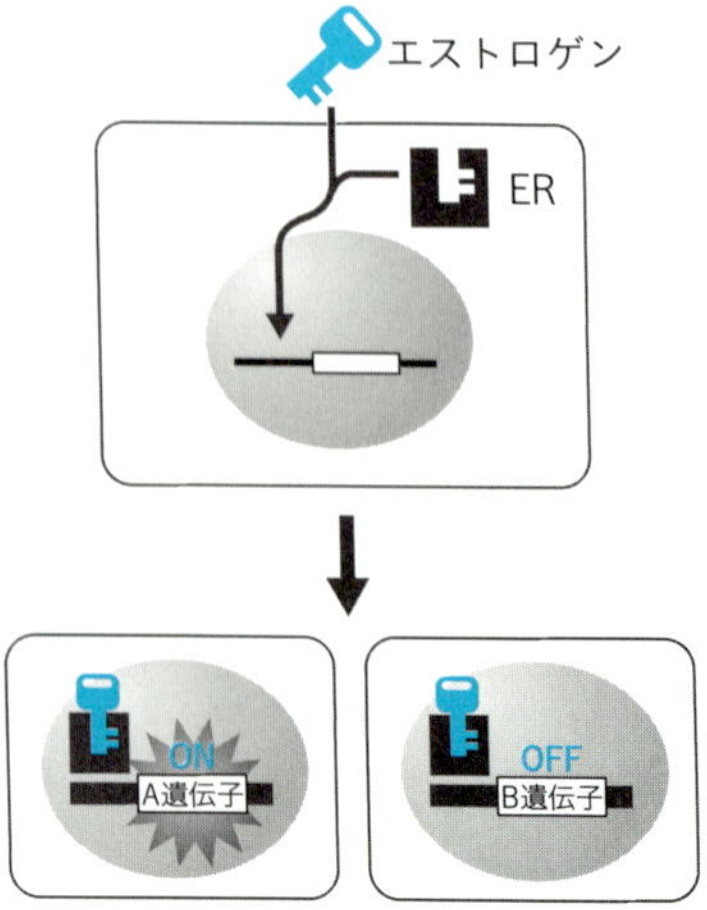

ほとんどの場合は、外科的な切除手術が基本になって、放射線や抗がん剤が併用されることがあります。そして、ER陽性の〝ホルモン依存性のがん〟には、エストロゲンとERの働きをブロックする薬剤が使われています。これを「ホルモン療法」（または内分泌療法）とよんで、乳がんに特徴的な治療法です。術後の補助治療に、また再発や進行性の乳がんの治療に使われています。ホルモン療法はいわゆる抗がん剤に比べて、副作用が比較的少なく、長期に使えるのもメリットになります。

近年、乳がんと一括りに言っても、細胞の性質が同じではなく、異なった特徴をもつことが明らかになってきました。ERをもつ〝ホルモン依存性〟が多いと言っても、他方、残りの約30～40％はERをもたない〝ホルモン非依存性〟です。後者の方では、ERとは異なったメカニズムを介して増殖するため、その治療は難しいことが多くなります。また、ホルモン療法の後に再発したり、リンパ節や

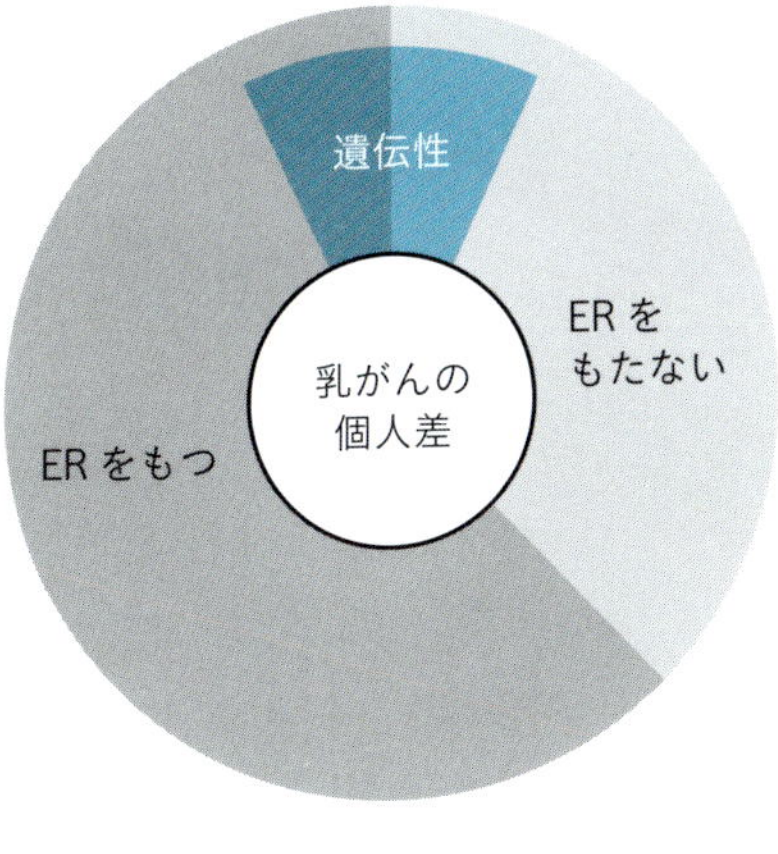

肺・肝臓・骨に転移したりする場合には、乳がん細胞の性質が換わることも知られています。このように、不揃いな性質、換わりやすい性質が乳がんの発症を増加させて、さらには完治を難しくする理由になっているのです。

＊2 乳がんの正しい知識を広めて、検診の早期受診を推進するなど、世界規模で行われている啓発運動のシンボルに「ピンクリボン」がある。

＊3 転写因子とは**4章**でふれたように、特定のＤＮＡ配列に結合して、その遺伝子領域にエピゲノムの修飾酵素などを引き寄せてくるもの。

がんの体質診断はできるか

さて、いよいよ核心に迫っていきましょう。日本人の二〜三人に一人が、生涯のうちに何かの「がん」を患うという時代です。それだけ身近な病気であれば、その発症や再発のリスクを知りたいと思うかもしれません。このため、身体の各部位に生じるがんについて、ＳＮＰ、ポリジーン、エピゲノム、非コードＲＮＡなどに関する研究が進められています。

ここまで取り上げてきた「乳がん」の発症については、ERをコードする遺伝子（ESR1遺伝子とよばれる）の上流近くに位置する多数の**SNP**が報告されています。この特徴的なSNPをもつ頻度は、健常女性に比べて、乳がんの女性集団ではっきり高くなっていました。こういう場合、乳がんはこのSNPと強く連鎖していると言います。つまり、このSNPをもつ人は、乳がんにかかりやすいと言うことです。このような複数のSNPを組合わせて調べることで、発症のリスクをより正確に評価できるようになります。実際、身体の多くの部位別のがん発症に、それぞれ強く連鎖するSNPの情報が調べられています。

ポリジーンについても、各種のがんでわかっています。基本的に、がんはポリジーンによる多因子疾患です。血縁者に特定のがんが多発する家族性腫瘍とよばれる病気を例に考えてみましょう。そこには乳がんや大腸がんの一部などが含まれています。遺伝性の乳がんの患者では、その引き金になる「がん抑制遺伝子」（BRCA1、BRCA2遺伝子とよぶ）の変異が親から子へと伝わります。しかし、親から受け継いだ遺伝子に変異があったとしても、すぐに乳がんができるわけではありません。この遺伝子の変異がキッカケになって、「がん遺伝子」の働きを強める変異が新たに起こり、他の「がん抑制遺伝子」を弱める変異がドミノ倒しのように起こります。こうして、正常から前がん病変、前がん病変から悪性のがんへと段階的に進んでいくのです。このように複数の遺伝子に変異が起こるプロセスには、さまざまな環境因子が作用しています。

エピゲノムについては、乳がんをはじめ、ほとんどの部位に生じたがんで、この章の前半でお話ししたようにDNAのメチル化異常が報告されてきました。とりわけ、共通した特徴としては、ゲノム全体のメチル化が低下しているのに、がん抑制遺伝子のプロモーター部分のメチル化は増加して不活性化されることが知られています。その結果、がん細胞ではゲノム全体が不安定になり、染色体の異常、遺伝子の変異が高頻度に生じていくのです。しかも、多くの種類のがんで、メチル化の異常は複数の遺伝子で同時に起こっていることがわかっています。すなわち、がんはポリジーンの異常によることが重ねて裏づけられてきました。

乳がん以外の例もあげてみますと、国立がん研究センター研究所の牛島俊和博士らの研究グループは、胃がんのエピゲノムの異常は、胃がん組織だけに見つかるのでなく、がん化していない胃の組織でも起こりはじめていることを明らかにしました。後々にがんを引き起こすヘリコバクター・ピロリ菌による胃部の炎症によっても、メチル化の異常がはじまっており、除菌治療を行うとメチル化異常が修復されると言います。このように、メチル化の異常を早期に検出することで、がんのかかりやすさを予測できるのではないか。そういう期待が高まってきているのです。

非コードRNAについても、がんの悪性化や転移などに関係していると言う結果が報告されてきています。高速シークエンサーを用いて、私たちの研究グループは、ERをもった乳がんがホルモン療法に抵抗性になるしくみにおいて、新しい非コードRNAがかかわっていることを発見しました。この非コードRNAがホルモン療法耐性の予測に使えるかもしれない可能性があります。また、ホルモン療法に抵抗性になったがん細胞を再びコントロールすることができないか、現在、取り組んでいるところです。

肥満、がん、腸内フローラの新たな関係

この章の最後として、「**肥満**」について取り上げてみます。「自分は太りやすい体質だから……」と、体重をコントロールしたいと思っている人は少なくないでしょう。素直に考

えると、肥満とは、食物によるカロリー摂取の過剰、そして、運動などのカロリー消費の不足というアンバランスから生じてきます。多くの人では基本的に生活習慣の問題です。しかも、太ればどんどん太ると言う、大昔に飢餓に適応してきたヒトの進化的な背景がありそうです[*4]。したがって、毎日の生活習慣がきわめて大切だと納得いただけるでしょう。しかも、肥満は**生活習慣病**（糖尿病、心臓病、高血圧、脳卒中など）の重要な要因になっています。これらの病気だけでなく、死亡のリスク自体を明らかに高める影響があるとも言います。そういうなかで、最近になって、肥満になるとがんにかかりやすいことが注目されています。国内外で行われた疫学調査では、肥満の場合には、膵がん、前立腺がん、閉経後乳がん、白血病などが起こりやすいことが明らかになってきたのです。

肥満とがんが関係していると言う科学的な根拠は、何でしょうか。1つには、肥満の主役とも言える「**脂肪細胞**」の

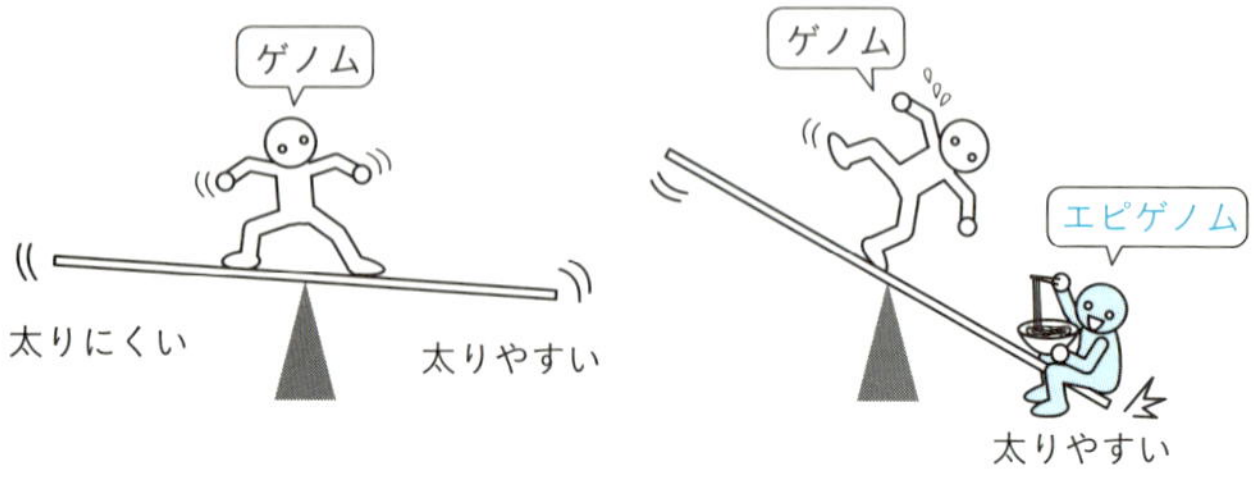

研究から裏づけられてきました。肥満体の脂肪細胞からは、炎症を引き起こす分泌性のタンパク質（サイトカインとよぶ）、中性脂肪やコレステロール、多くの種類の脂肪酸、エストロゲンなどが血中に多量に出されるようになります。また、血糖や血中脂肪を下げるために、膵臓からインスリンが多く分泌されます。これらは、いずれも細胞の傷害や増殖を促進して、遺伝子の働き方を変化させるものです。正常の細胞に長い間に作用すると、本来の目的を超えて、がん化の方向に進みやすくなってしまいます。おそらく、ゲノムとエピゲノムに作用して、その変化が徐々に蓄積していくのが要因になるでしょう。

もう1つは、まったく別の観点からわかってきました。それは「**腸内細菌叢**」（**腸内フローラ**）とよばれるものです。ヒトの腸には、1000兆個の腸内細菌が住み着いていて、種類も1000以上あると言われています。どんな菌種がどのくらいの数で生息しているか、個々人で違っています。それまでの食生活や親からの受け継ぎもあるようです。これが、肥満・糖尿病、がん、アレルギー、老化などに幅広くかかわっていると言う報告がなされました。肥満を起こしやすい細菌、がんを起こしやすい細菌などがあって、その人の体質や病気のリスクに影響すると注目されているのです。腸内フローラを調整できれば、病気の治療や予防につながるのではないか。そういう期待感もあります。今後の詳しい研究が欠かせませんが、腸内細菌が栄養物や食物線維などを変化させて、生じた代謝物が全身に作用するのではないかと推測されています。おそらく、エピゲノムの修飾にも影響を与えることでしょう。このように、腸内フローラを通して、肥満とがんが関係している可能性が考えられるようになりました。

高脂肪の食事や運動不足、腸内フローラなどによって、肥満、ある種のがんにかかる可能性が高くなる。がんは生活習慣による病気であることがあらためて強調された感じです。私たちの身体の中で起こっている出来事は、目に見え難いところでつながっています。部分の変化は全体に影響を及ぼす——俗に言う「風が吹けば桶屋が儲かる」のように、多くのステップを経ながら、潜在的に結びついているのです。「儲かる」と言っても、肥満になって得をすることは余りなさそうです。こうして、肥満は、健康上の予防の対象としての「体質」だけではなく、むしろ積極的に治療が必要な「病気」として考え直されているのです。

1章のはじめに、例えば、記憶力がよい、運動能力が高い、かぜを引きやすい、ストレスで疲れやすい、暑がりと寒がり、皮膚の傷が残りやすいなど、私たちは十人十色の体質をもっていることを示しました。それぞれの体質において、身体の全体と部分で何らかのメカニズムが動いているわけです。そこでは遺伝と環境が相互作用しながら、ゲノム上の多くの遺伝子の働き方を変えています。私たちの体質はどのように生じるのか、この仕組みが明らかになれば、健康を保って病気を予知することが確かに進んでいくことでしょう。やや専門的になりますが、巻末の付録をご覧になってみてください。

＊4 『驚異のエピジェネティクス』で述べたように、高脂肪を摂取し続けると、それを体内の脂肪組織に貯め込むように、カロリー消費の遺伝子群の働きが抑制されてしまう。その結果、肥満を生じる。一見、不合理のようであるが、このしくみは人類が食糧を十分に確保できなかった古代に、食べられる時に貯めて飢餓に適応する仕組みであったと考えられる。それが、今日の飽食の状況には、肥満という形で現れる。

Q 自分が将来がんになるか、というのはどれくらいの正確さで調べられますか？

A

日本人の二〜三人に一人ががんを患うという統計データから見れば、誰でもがんになる可能性があります。その前提のうえで、がんの高リスク群とその他の一般集団に分けて考えてみましょう。がんになりやすい家系の場合、遺伝子検査でかなり正確に予測できるようになっています。こうした遺伝性のがんは、がん抑制遺伝子に変異があり、一万人〜数万人に一人と言われます。他方、一般集団では、遺伝と環境がさまざまに相互作用しますので、将来の予測はなかなか容易ではありません。現在、血中タンパク質などの腫瘍マーカー、ピロリ菌などの原因の有無を調べて、早期に診断することに重点があります。エピゲノム検査は、がんの予測のための新たなブレイクスルーになるかもしれません。

Q

病気は遺伝子だけで決まらないということは、同じゲノムをもっている一卵性双生児において、一人は健康でも、もう一人は何かの病気にかかるという場合があるのでしょうか？

A

一卵性双生児で、片方だけが特定の病気にかかることがあります。この場合、発病の不一致とよびます。例えば、ストレスが誘因になる躁うつ病などの精神的な病気にかかることがあります。このような例から、どこまでが遺伝で、どこからが環境によるのか、考察することができます。また、「副腎白質ジストロフィー（ALD）」をもつ一卵性双生児について次のような報告があります。この神経難病では、患者の多くは男性です。ALDの双子の兄が発症したが、その弟は症状もなく経過している。また、同じALD遺伝子の変異をもつ双子でも、症状の重さが違っていた、と言います。一卵性双生児にも違いが生じることから、エピゲノムが病気のリスクの評価に使えるのではないかと期待されています。

Q

乳がんであれば発病のリスクを知ったら予防的に切除する、という選択肢がありますが、これが脳のようにとれない臓器の場合はどうすればよいのでしょうか？

A

テクノロジーが進歩し、病気のリスクを評価する実施例が増えていくでしょう。体質検査を受けて、病気の治療や予防が可能な場合には、具体的に選択肢を考えることができます。ところが、発病のリスクが高いことがわかっても、脳の病気など、すぐに治療法がない場合も多いと考えられます。将来に適切な治療法が見つかるまでは、病気の発症や進行を遅らせるという補助的な経過観察になります。このため、本人や家族を含めた心理的なサポートも求められています。

Q 自分のSNP、ポリジーン、エピゲノム、非コードRNAなどを調べてみたいです。方法はありますか？

A

これらを調べることは技術的に可能です。費用的にも手の届くところまできており、今後、個人の体質検査が本格化していくでしょう。テクノロジーが進むというのは、プラスが大きい反面、その人の本来の生き方や考え方とバランスをとることが大切になります。検査を受ける前に、もしも結果を得たら具体的にどうするのか、あらかじめ考えておく必要があります。自分の遺伝情報を知るということは、家族や血縁者にもかかわる情報になります。遺伝する病気のリスクが見つかったら、自分だけの問題ではすまなくなるからです。このため、体質検査には、科学的な面だけでなく、社会的な要素があることを理解しておかねばなりません。

column

生命の終点について想った

医学生にとって、その最初の砦は人体の解剖実習と言うことができます。生涯を終えて献体いただいた人から身体の構造を直接に学ぶ。それは、医師になるためには欠かせないことです。そして私が小児科医として働いた頃、できる限りの治療を施しても、回復せずに命をなくす場面にも立ち会ってきました。また身近なところでは、祖父母などが亡くなることがありました。生命が終わるとは、どういうことか。生命を終えた人は、どういう位置にあるか。生きている人よりも、ずっと上にある神の域なのか。どう科学的に向かい合えばよいのだろう。そういう素朴な疑問をあまり意識せずに頭の片隅に抱えてきました。

すぐに解決できないことを何とはなしに抱えておくことは大切です。なぜならば、いつの日か考えるヒントが見つかることがあるからです。「少し前に進むことができた」という幸運に巡り会うことができます。私の場合も、かなりの年数が過ぎて、解剖学者の養老孟司氏（元・東京大学医学部教授）による『死の壁』を読んでいるうちに、そのヒントに出会いました。養老氏は、死体をどう捉えるべきかを考えてきたと書いています。

> 結局、私は死体も人間であると考えるようにしました。生きている人を扱うのと同じように、死体も扱う。そう考えておけば何の不都合もありません。

つまり、生きている人も死んだ人も同じ位置にあると科学的に考えていると言うのです。生命を終えた人は、自分よりも上でもなく下でもなく、同じ位置にある。そう考えると、私の疑問は自然と少し落ち着きました。まるで長く探していた何かが偶然に見つかったようでした。心の内側でそうかと響くのは、こういう時だろうと想いました。

第7章

現代人の『養生訓』

現代人の『養生訓』と題して、私たちの「身体の養生」、「心の養生」について取り上げます。どのように生きていくか、それは私たち一人ひとりに与えられた命題です。遠い年月よりも、今その時を大切にしたいというメッセージを込め、本書の最後に「体質3年説」を提唱したいと思います。

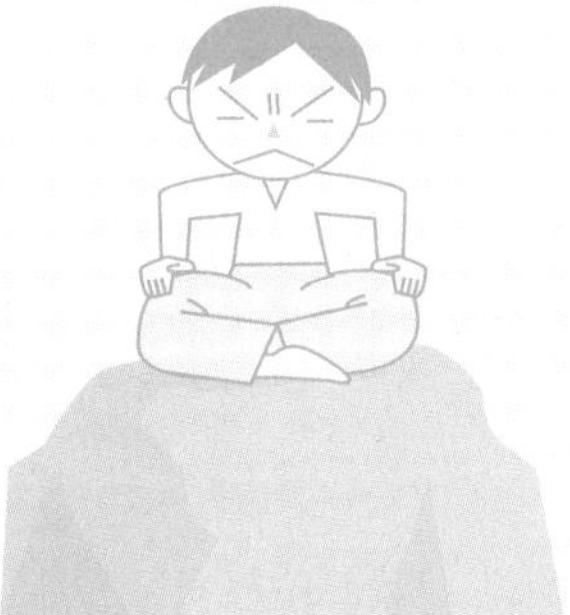

古くて新しい『養生訓』

私たちの体質には、遺伝が強くかかわったり、環境が大きく影響したりしています。つまり、「遺伝と環境によって体質はつくられる」と、ここまで述べてきました。現代に生きる私たちは、多くの病気が生活習慣のうえに起こってくることを科学的に理解しています。しかしながら、江戸時代やその前から、日本人はすでに知っていたようなのです。だからこそ、日本人の身体の特徴（体質）を考慮したうえで、心身の健康を維持して病気を予防することについて書かれた**『養生訓《ようじょうくん》』**という本が誕生しました。

『養生訓』の著者である貝原益軒《かいばらえきけん》（１６３０～１７１４年）は、江戸時代の筑前国（現在の福岡県）の藩士である父・貝原寛斎の五男として生まれました。名は篤信と言い、晩年になって益軒とあらためたものです。12歳の時に母が亡くなり、19歳で継母とも死別したと伝えられています。このため、父と兄によって養われて、漢学の教えを

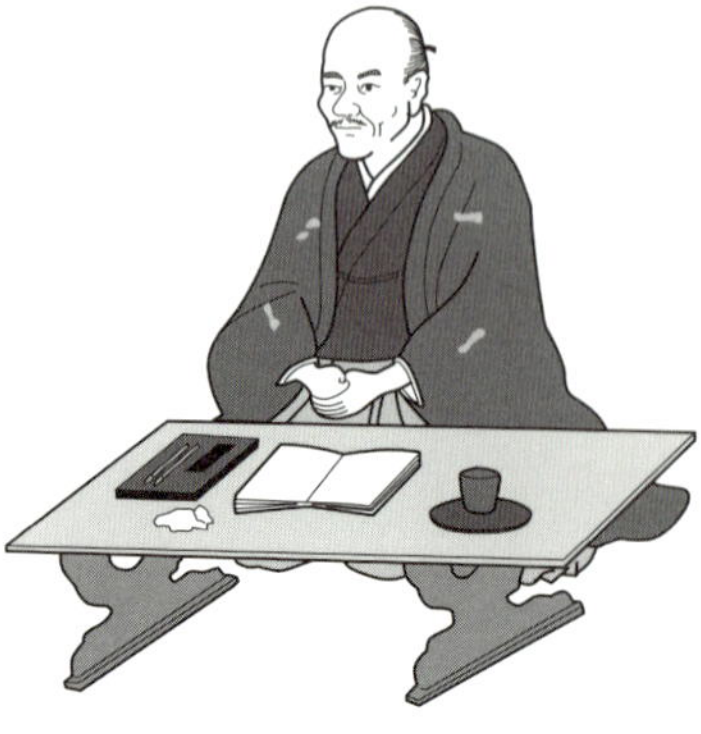

貝原益軒

受けました。黒田藩主に一度は仕えるも、ある処分を受けて7年間の浪人生活を行い、その後に黒田藩に再び仕えることになりました。28歳の時に藩費を受けて京都で学び、以降、黒田藩の儒学者として活躍した人物です。

『養生訓』は、正徳3年（1713年）、益軒が84歳の時に出版されたものです。自身の老いと病弱な妻をかかえるなかで書かれたと言われています。翌年に益軒は生涯を閉じているので、彼の経験知と人生観を込めた最後のメッセージと考えてよいでしょう。健康と長寿に関する古くからの言い伝えと自らの体験をもとに、その効果を検証してまとめたものです。人生を全うするためには、**「身体の養生」**だけでなく、**「心の養生」**が大切であると説いています。病気を治すと言うよりも、予防することが重要であるとしました。そして、当時の日本人と中国人の身体の特徴についても分析を行ったものです。同じ人種や民族のなかで比べてみると、体質（個人差）の微妙な点について気づくことがあります。このため、日本人のなかで体質について論じることや、アジア圏のなかで体質を比較することには、意義があるのです。

巻第一・巻第二（総論 上・下）、巻第三・巻第四（飲食 上・下）、巻第五・巻第六（五官・慎病）、巻第七・巻第八（用薬・養老）の全8巻で構成されており、巻第一の総論 上の冒頭近くに、「養生の術は先ず心気を養ふべし。心を和にし、気を平らかにし、いかりと慾とをおさへ、うれひ、思ひ、を少なくし、心をくるしめず、気をそこなはず、これ心気を養ふ要道なり。」とあります。心を平静にして、身体の健康を維持すると、病気の予防と長寿につながると説いています。つまり、養生（生命を養って長生をはかること）を前向きに実践することで、人生を長く楽しむと言う生き方なのです。

ここでは『養生訓』のなかから、日本人の体質について書かれた部分を選び出して紹介したいと思います。体質は、益軒の目にどのように見えていたのでしょうか。原文は、講談社学術文庫から引用しました。原書の写真が早稲田大学図書館、城西大学水田記念図書館のホームページなどで公開されているので、興味のある方はご覧ください[*1]。

*1　2014年、貝原益軒没後三百年記念の展覧会が京都大学総合博物館で開催されたことを付記したい。

巻第三　飲食 上

【要約】日本人は肉などを多く食べてはいけない（40）

【抄訳】日本人は胃腸が弱いので、肉類やイカ・タコを消化しにくく、多く食べてはいけない。卵を丸のまま煮てはいけない。ふわふわがよい。肉も野菜も大きく切ったものや丸のまま煮たものはよくない。
【原文】諸獣の肉は、日本の人、腸胃薄弱なる故に宜しからず。多く食べからず。烏賊・章魚など多く食ふべからず。消化しがたし。鶏子鴨子、丸ながら煮たるは気をふさぐ。ふはくと俗の称するはよし。肉も菜も大に切たる物、又、丸ながら煮たるは皆気をふさぎてつかえやすし。

巻第四　飲食下

【要約】**日本人は中国・朝鮮の人よりも胃腸が弱い**（32）
【抄訳】中国、朝鮮の人は胃腸が強いので、ご飯や肉類を多く食べても害はない。しかし日本人は、穀物や肉類を多く食べると害になりやすい。日本人はこれらの異国の人よりも身体が弱いからである。
【原文】中華、朝鮮の人は、脾胃つよし。飯多く食し、六蓄の肉を多く食つても害なし。日本の人は是にことなり、多く穀肉を食すれば、やぶられやすし。是日本人の異国の人より体気よはき故也。

巻第六　慎病（病を慎む）

【要約】**肥満や酒飲みは中風になりやすい**（11）

【抄訳】中風[*2]は、体内が悪いことから起こる。色白で太って元気のない人、40歳を過ぎて気力が少ない人、多くの悩みがあって飲酒や食事が乱れている人に生じる。酒を多く飲んで、胃腸を弱めて、元気が少なくなって、中風にかかると、手足がふるえ、麻痺して、口が歪んで話せなくなる。これは、元気が少なくなったからである。若くて元気な時は、この病気にはかからない。まれに若い人がかかる場合は、必ず肥満して元気が少ない人である。この病気は、酒を飲めない人にはほとんどいない。飲めない人がかかるとすれば、肥満や元気のない人である。（中略）色白で太っている人、酒を好む人は、日頃から気をつけておくべきである。

【原文】中風は、外の風にあたりたる病には非ず、内より生ずる風に、あたれる也。肥白にして気すくなき人、年四十を過て気衰ふる時、七情のなやみ、酒食のやぶれによつて、此病生ず。つねに酒を多くのみて、腸胃やぶれ、元気へり、内熱生ずる故、内より風生じて手足ふるひ、しびれ、なえて、かなはず。口ゆがみて、物いふ事ならず。是皆、元気不足する故なり。故に、わかく気つよき時は、此病なし。もし、わかき人にも、まれにあるは、必肥満して、気すくなき人也。酒多くのみ、内かはき熱して、風生ずるは、たとへば、七八月に残暑甚しくて、雨久しくふらざれば、地気さめずして、大風ふくが如し。此病、下戸にはまれ也。もし、下戸にあるは、肥満したる人か、或気すくなき人なり。手足なえしびれて、不仁なるは、くち木の性なきが如し。気血不足して、ちからなく、なへしびるゝ也。肥白の人、酒を好む人、かねて慎あるべし。

＊2 脳出血・脳梗塞とその後遺症のことで、「脳卒中」と言う。半身不随、言語障害、手足のしびれが起こる。

巻第七　用薬

【要約】中国人と日本人の料理の違い（39）

【抄訳】中国の料理書には多くの調理の方法が書かれている。日本の料理とは大きく違っている。全て油が多く濃いなどで、その味はひどく重たい。中国人は胃腸が強いので、このような料理を食べても大丈夫なのである。長崎に最近来た中国人もそうだという。日本人は元気であっても、このような料理を食べると、すぐに満腹になって消化不良で病気になるであろう。日本人の食事は、淡泊で軽いものがいい。油や濃い味はあまり使わない。料理人の腕前も、味の軽いものがよく、これを優れているとする。これは、中国と日本の気風の大きな違いである。このため、薬を少なく、甘草[*3]を減らし、棗[*4]を少し用いるようにするわけである。

【原文】中夏の書、居家必用、居家必備、斉民要術、農政全書、月令広義等に、料理の法を多くのせたり。其のする所、日本の料理に大いにかはり、皆、肥濃膏腴、油膩の具、甘美の饌なり。其の食味甚おもし。中土の人は、腸胃厚く、禀賦

> つよき故に、かゝる重味を食しても滞塞せず。今世、長崎に来る中夏人も、亦如レ此と云。日本の人は壮盛にても、かやうの饌食をくらはば飽満し、滞塞して病おこるべし。日本の人の饌食は、淡くしてかろきをよしとす。肥濃甘美の味を多く用ず。庖人の術も、味かろきをよしとし、良工とす。これ、からやまと風気の大に異る処なり。然れば、補薬を小服にし、甘草を減じ、棗を少用る事むべなり。
>
> ＊3 マメ科カンゾウ属植物の根や根茎を乾燥したもの。鎮痛、鎮痙、鎮咳などの効果。
>
> ＊4 ナツメ。緩和、強壮、鎮静などの効果。

このような記述から、江戸時代の日本人の体質がどのように浮かんでくるでしょうか。益軒は、同じアジアの中国人と比べて、胃腸が弱いので、穀物中心で肉類が少なく、淡泊な薄味の食事が合っていると述べています。異文化に触れる機会に乏しい時代にあって、まるで日本文化がつくってきた和食が合っていると言っているかのようです。また、胃腸が弱いので、当時の漢方薬の量も少な目からでよいとしました。

生活習慣と身体の養生

『養生訓』のなかで、その大部分を占めているのが、日常生活の過ごし方についてです。食事の内容、調理法、食べ方、水、飲酒、運動、働き方、姿勢、衣服、排泄、入浴、睡眠、髪と歯の手入れ、医師の選び方、薬の飲み方、鍼《はり》と灸《きゅう》、男女の関係、一日と四季、親や老人・子どもの処し方、心のあり方……などなど。益軒は、古くからの言い伝えや実体験に基づいて、日常のなかで健康や病気に対する効果を客観的に検証しようとしました。そして、今日の生活習慣病の1つである「中風（脳卒中）」を例にあげて、大酒飲みと肥満がその危険因子であると述べたのです。このように、『養生訓』とは、江戸時代の庶民の生活習慣に対する啓蒙書としての位置づけだったようです。

では、300年の時間を経て、現在の厚生労働省の「脳卒中ホームページ」（生活習慣病を知ろう！）からその内容を参考にしてみましょう。現代社会における脳卒中の危険因子について、以下のように書かれています。ちなみに脳卒中は日本人の第3の死因で、毎年がんの半分くらいの方が脳卒中で亡くなっています。

〈生活習慣では〉

大量飲酒…1日に1合を越えてお酒を飲む人には、脳卒中で死亡する人が多くなる。

たばこ……1日平均40本のたばこを吸う人は、吸わない人に比べて4倍も脳卒中で死亡しやすい。

運動不足…運動が不足すると、食事でとったエネルギーを消費しきれず、肥満につながるばかりか、糖尿病や脂質異常症、高血圧も引き起こす。

肥満………脳卒中の危険因子である高血圧や糖尿病の原因になるため、間接的に脳卒中の危険因子となる。

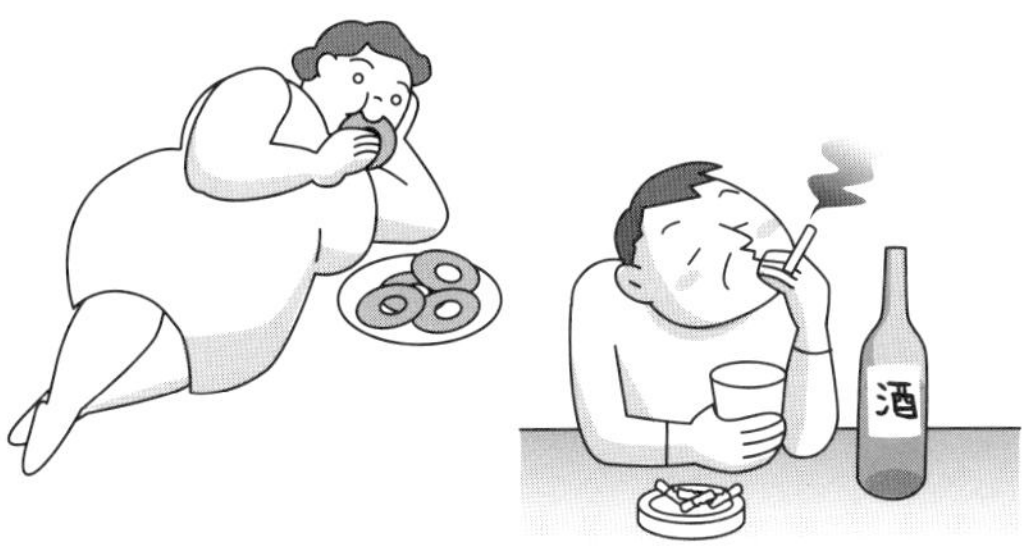

大量の飲酒と肥満が、脳卒中の危険因子であることは、益軒が『養生訓』のなかで指摘したとおりです。さらに、このホームページでは、〝脳卒中を防ぐために、最も大切なこ

とは何か〟と問いかけています。答えは「高血圧」を予防することだそうです。血圧が高いと脳卒中を起こしやすくなり、しかも、死亡する人が増えるからです。高血圧になりにくくするには、例えば、食事で塩分を摂り過ぎないことが大事です。塩分を多く摂ると、体内の塩分の濃度を下げるために多量の水分が血管内に移動して貯まってしまうからです。そのために、血圧が高くなってしまいます。益軒が生きた時代には、高血圧という病気は知られていなかったと思われますが、薄味や油の少ない食事がよいと書かれていたのは先見の明と言ってよいでしょう。

さらにホームページでは、続けて「肥満」とよく関連する症状や病気について述べられています。

脂質異常症……脳卒中のうち、脳梗塞になりやすい。

糖尿病………糖尿病の人では、脳卒中で死亡する率が、正常な人の2～3倍になる。

心臓病………心房細動（脈の乱れ）は、心臓の中にできた血のかたまりが血液の流れに乗っていき、脳の血管で詰まって、脳梗塞の原因となる。

これらの病気は、脂肪分、特に肉類や動物性脂肪（コレステロールなど）の摂り過ぎによって、肥満や動脈硬化を起こすことによって生じます。よく言われるように、高脂肪の食品を食べ過ぎないことが大切です。むしろ、魚や植物性の脂肪であれば、コレステロールを下げる作用があるから望ましいとされています。こうして、日本人のタンパク質源として、魚類と野菜類があらためて推奨されているわけです。

ホームページの最後には、脳卒中を予防する生活習慣として、適切な食事、適量内の飲酒、適度な運動、たばこを吸わないこと、そして、心のゆとりをもってストレスを貯め込まないことが勧められています。これらの多くは、『養生訓』のなかに書かれていたことでもありました。益軒は、生まれながらに身体が病弱であったため、自らの健康と病気の予防を心がけて実践し、長寿を全うした人物です。そして、日々の生活のなかで自ら実証できたことを平易に書き残そうとしました。その人間らしい情熱と愛情が伝わってくるので、時空を超えて今なお多くの人に読み継がれているのでしょう。そして現代においては、この〝養生〟の本質を科学的に追究している最中にあると言うことができます。

体質は3年で換わる

グローバル化していく現代社会では、身の回りも世界のどこでもスピーディに変化していきます。雑多な情報がリアルタイムに入ってくるので、特にそう思えるのでしょう。こうした時代に、私たちは「心の養生」をどう保っていけばよいのでしょうか。ややもすると、自分が立つ位置や進むべき方向を見失いかねません。一体、どこに軸足を置いたらよいのでしょうか。しかし、これは現代人だけの悩みではなかったようです。1906年（明治39年）に夏目漱石が小説『草枕』の冒頭において、「山路を登りながら、こう考えた。智に働けば角《かど》が立つ。情に棹《さお》させば流される。意地を通せば窮屈だ。とかくに人の世は住みにくい。」と書きました。世の中のわずらわしさ、自分はどう生きるのかという心の葛藤が伝わる至言です。

ここでは、数学者、そして評論家として知られた森《もり》 毅《つよし》氏（元 京都大学名誉教授）が述べた人生論を取り上げてみましょう。いわゆる、**『人生二十年説』**とよばれるものです。『人は一生に四回生まれ変わる』（森 毅／著、三笠書房）の副題にあるように、「人生＝（20年×4回）！ 4つの〝人生〟を悔いなく生きる」という考え方です。まずは、そこに書かれたプロローグのなかから紹介しましょう。

人生八十年の現在、ひとつの考え方で生きるには長すぎる。人間はどうも、二十年程度しか現在の自分と結びつけられないのではないかと思う。

だいたいからだの細胞は、二十年もすれば入れかわっている。脳の配線もかわってくる。世の中のほうも、二十年もすればすっかりかわる。街もかわれば、ファッションも風潮もどんどんかわる。二十年後の未来が予想しがたかったことは、ちょっと歴史をふりかえればわかるはずだ。(中略)

そこで、「人生二十年説」を考えた。べつにきっかり二十年でなくていいのだが、当面二十年ぐらいをひとつの人生と思って、その人生を輝かせることを考える。八十歳までなら、四回の人生を生きることになる。

二十年前の自分は他人だと思えばいい。それぞれが新しい人生なのだから、昔の人生にこだわらなくていいし、次の人生に抑圧されることもない。

第一の人生について言うなら、この頃の子どもは輝いていない、とよく言われる。あれ、輝かないのが当たり前だと思う。いい大学に入っていい会社に就職して、と枠にはめて規定している。第一の人生が第二の人生を決定すると言われすぎる。

第一の人生を、第二の人生のために犠牲にしたら、それは輝かないし、二十歳頃からはじまる第二の人生だって輝けないのではないか。

それよりは、第一の人生は差し当たりこの人生として、輝かせようと考える。第二の人生は、まったく新しい人生として生きる。四十歳になったら、第三の人生だから、この辺りで気分をかえて楽しく過ごそう。六十歳になれば、まだ第四の人生があるんだとのんびり構える。


こうして、森氏は、現代人が80年を生きるなら、20年を1つの人生と思って、4回の人生を生きることができると考えたのです。新しい人生では、昔の人生にこだわらず、また、次の人生に抑圧されることもない。1つの人生を輝かせることで、また次の新しい20年を輝いて生きる。つまりは、よい社会人になれると信じている、と述べています。また、人生を切り換えるにしても、1人の人間なので、4つの人生に共通しているところはある。むしろ深層ではつながっている。このため、自分が輝いた時の「のめり込み体験」が後々の人生では、自らの支えになる、と言います。それに、いくつかの人生があると思えば、1つぐらいは失敗してもかまわない、と添えられています。

さらに、あとがきには、次のように追記があります。

> 二十年というのは、適当に思いついた数字だが、あとで考えてみると案外に調子がよい。最初の二十年で成人になるし、次の二十年は八十年の折り返しのちょうど半分になる。その次は定年が人生の節目になる。
> また、「第二の人生」に入るために親離れ、「第三の人生」に入るために子離れ、「第四の人生」に入るために会社離れ、ということがある。

森氏は、人生で「輝く」という意味にも言及して、「輝くとは、何かにおもしろがっていたり、楽しみにしていることがあるということ。それが何であってもかまわないし、役にたたなくてもいいわけで、人間はそれぞれ違うわけだから、本人にとって幸せな人生であればいい。」と述べています。

つまり、無理して輝くと言う人生ではなく、しなやかに楽しむと言う感じです。「忙しい」は、心を亡くすと書きます。そういうなかにも自分の楽しみをもっていると心強いものでしょう。

私たちの人生と共にあるのが、本書で述べてきた「体質」です。体質は何年くらいででき るのでしょうか。また、体質は何年くらいで改善できるのでしょうか。体質には、遺伝と環境（生活習慣）が働き合っています。生まれつきの体質は、遺伝が強く働いて、その度合いが変わりながらも生涯に続いていきます。他方、人生の途中で新たに生じる体質には生活習慣がより重要になります。思い浮かぶのが「石の上にも三年」。何事にも忍耐強くと言う言葉です。この「三年」は、ある程度に長い月日を意味したものです。

一方で、3年前の自分、3年後の自分と言うのは、具体的にイメージしやすい時間でもあります。そこで、**「体質は3年で換わる」（体質3年説）**としましょう。例えば、太りやすい生活を3年続けていると肥満体質に換わる。肥満を改善する生活を3年続けると体質は改善する、と言った具合です。体質ができるのに3年は短いと感じるなら、その3年の繰り返しによると考

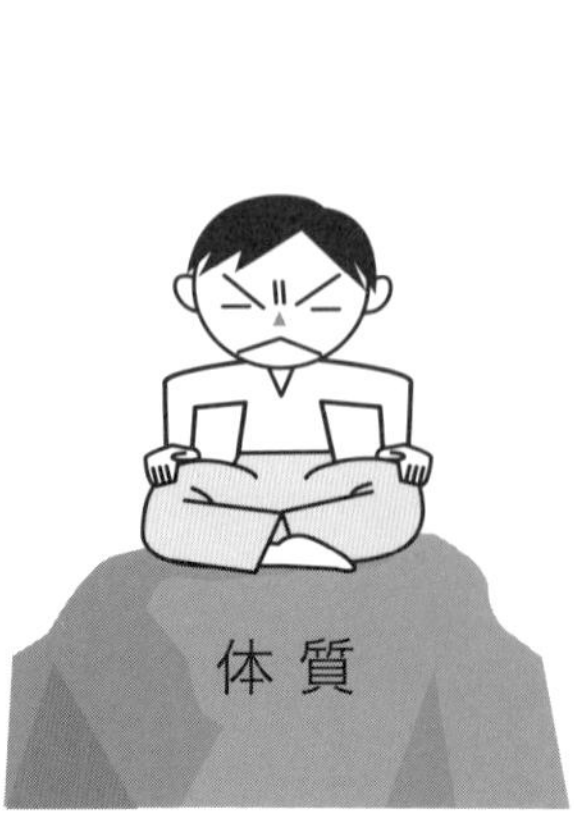

えましょう。また、体質改善に3年は長いと感じるなら、体質はもっと長い年月でつくられてきたと気を引き締めましょう。体質とは、見た目だけでなく、身体の内側に宿っていくものなのですから。

「3年」という数字について、科学的な根拠がないことはありません。私たちに寿命があるように、身体をつくる細胞も、それぞれに寿命をもっています。消化管の上皮細胞は24時間、赤血球なら120日、骨細胞は数年、そして心筋・脳神経細胞はほぼ一生に近いです。細胞が入れ替わる時間には違いがありますが、それぞれに入れ替わっているようです。再生医療で注目されている「幹細胞」では、どうでしょうか。これは、いろんな種類の細胞に分化できる〝種〟のような細胞です。実のところ、各々の組織の中で、幹細胞が私たちの身体を一生の間に支えています。詳しい研究の結果、この幹細胞はゆっくり分裂する性質をもっていることがわかっています。古い細胞を新しい細胞に入れ替えながら、もしも細胞が傷つけばそれを補いながら、身体の各部分は保たれています。こうして、身体を構成する細胞のかなりの部分が年単位で入れ替わるだろうと推測することができます。こうした前提もふくめての「体質3年説」なのです。

最後に本書を振り返りながら、「クオリティ・オブ・ライフ」（Quality of Life：QOL）

という引き出しを開けてみましょう。人生の質、生活の質と言うだけでなく、「生命の輝き」と表現されています。**1章**では「プログラム・オブ・ライフ」（Program of Life）という言葉も紹介しましたね。これは「生命のプログラム」と言い換えられます。人生が輝くためには、自分のプログラムを知っている方がよいでしょう。「生命の輝き」と「生命のプログラム」の両者は、「体質」としっかり結びついているのです。

追記：『百歳で現役「健康心得」10ヵ条』（文藝春秋2007年10月号）において、日野原重明氏（聖路加国際メディカルセンター理事長、聖路加国際病院名誉院長）が、「10の生活習慣」として次のように述べている。①小食、②植物油をとる、③階段は一段飛びで、④速歩、⑤いつも笑顔を、⑥首を回す、⑦息を吐き切る、⑧集中する、⑨洋服は自分で買う、⑩体重、体温、血圧を測る。日野原氏は、自身の生活習慣を実践しながら、100歳を超えて輝いている。

Q&A

Q 結局、体質は換えられるのですね？ それとも換えられない体質と、換えられる体質があるのでしょうか？

A 私たちの体質のなかで、生まれつきの遺伝による性質は生涯に続いていきます。他方、生育・生活環境などで獲得された性質は変わりやすいと言えます。体質改善の観点から言えば、換えられない体質、換えられる体質となります。遺伝子やSNPは変わらなくても、エピゲノムによる遺伝子の働き方は変えられそうです。このため、エピゲノムは体質改善や病気の先制・予防に大切であると考えられるわけです。

Q ちまたに溢れる体質改善ですが、どれが正しく、どれが嘘なのか、見分ける方法はありますか？

A 体質検査や体質改善について、商品化が盛んになるでしょう。正しいものがあれば、逆にいかがわしいものが混在するかもしれません。基本的に、科学的な根拠に基づき、妥当なコストで提供され、利用者の個人情報などが保護されていることが重要でしょう。とは言え、それを見極めるのは難しいことです。大切な判断を要する場合は、医療でなされるセカンド・オピニオンのように、複数の中立な研究者の意見を参考にするとよいでしょう。今後、認証する仕組みもつくられていくことでしょう。

Q 生活習慣をあらためられる自信がありません……薬で体質を改善することはできませんか？

A

長年の生活習慣をあらためることは、なかなか難しいですね。「体質3年説」には、まずは3年と考えて生活習慣を切り替えようとの意味もあります。自ら努力していると回りが助けてくれるものです。健康上の問題があれば、こうした生活習慣の変化なしには、薬だけで体質改善を期待することはできません。最近、エピゲノムに作用する薬が開発・使用されるようになりましたが、薬は基本的に補助してくれるものと考えましょう。

Q

本書を読んで、サイエンスが人生を豊かにすることを実感しました。これからも最先端の情報にふれるためには、どうすればいいですか？

A

サイエンスの進歩は、私たちの行く末に良くも悪くも影響を与えていきます。一般の方は、その情報に興味をもち、わからないことは研究者に問いかける。そして、研究者は、全体像や新しい成果をわかりやすく社会に伝えていく。こうした両方からの日常的なコミュニケーションが大切と思います。人類や地球にとってどんな意義があるのか、私たちの人生にどうつながるのか、科学的に何がわかったのか、いろいろな話をすることができるでしょう。

column

虚弱体質は強くなれる

「虚弱体質」とは、胃腸が弱いため、食べる量も少なく、腹痛や下痢を起こしやすい。このため、身体はやせ型で、顔色はやや青白く（貧血ぎみ）、体力がないので疲れやすくなります。熱を出しやすく、神経質になりやすい。こう述べると、あまり良いことはなさそうに思われます。

ところが、こうした虚弱さをうまく乗り越えて、数々の経験と努力を積み重ねると、自分を確かに高めることができるようです。人の痛みがわかるので、温厚にも厳しくもなれます。他の人と力を合わせて目標の達成に向かい、共同体のなかで信頼関係を築き上げることができます。こうした能力と意欲を持ち合わせて、誠実に学び続けるならば、どんな時代にも輝いていけることでしょう。体質をうまく調整することができるのです。

実は、幼い頃に虚弱体質と言われて、その後に、社会で活躍した人物は少なくありません。緒方洪庵は8歳の時に天然痘にかかるなど、虚弱体質のため武士ではなく医師を志して、蘭学・医学を学んだと言います。適塾《てきじゅく》（大阪大学医学部の前身）を開いて、幅広い分野に優れた人材を輩出しました。また、松下幸之助は、貧乏・低学歴・虚弱体質であったからこそ、小さな町工場だった松下電器を世界のパナソニックに育てることができたと述べています。

負の数字の掛け算のように、人においても「マイナスかけるマイナスはプラスになる」と考えたいですね。自分の弱さと向き合って、周りの人を活かして共に行動できるのは、本当に強い人の一型なのでしょう。新たな開拓者（パイオニア）は、すでに確立した強者からではなくマイナーな弱者のなかから生まれてくる、という言葉が思い浮かびます。

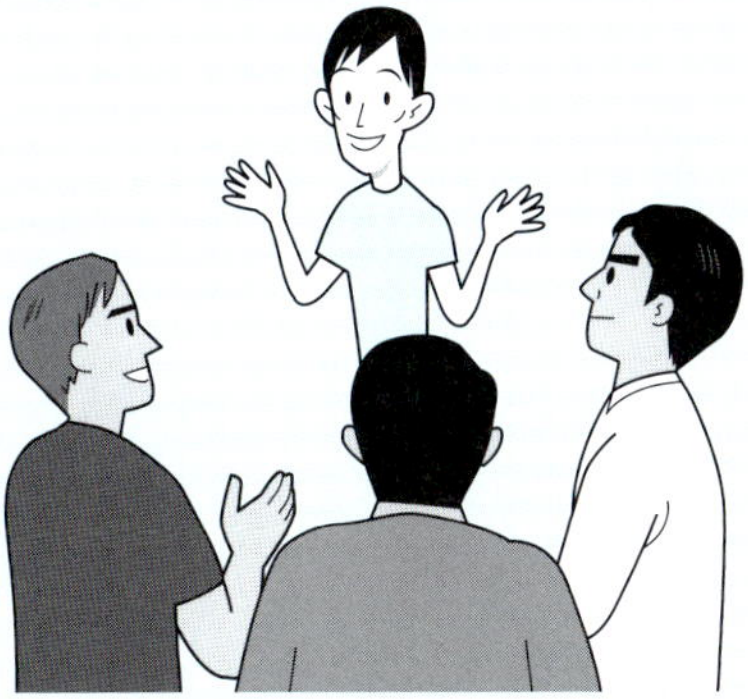

あとがき

本書では、先人が積み重ねてきた思考過程をもとに、生命科学の最前線から「体質」の本体について追求してきました。「ゲノム」を辞書とすれば、「遺伝子」はそこに書かれた単語です。そして、「エピゲノム」は〝遺伝子の使い方〟、言わば、文法と言えます。こう考えると、「細胞」は遺伝子で表現した文章であり、したがって、「体質」は細胞で組み立てた個性的な本のような存在です。

私たちの体質は、どこから来るのか。そのメカニズムについて、生まれつきの違いである「1塩基多型（ＳＮＰ）」、複数の遺伝子が働き合う「ポリジーン」、生活環境に応じる「エピゲノム」、ゲノムの大部分から発現する「非コードＲＮＡ」を取り上げました。しかし、発見されていない未知のメカニズムが働いている可能性もあるでしょう。

さらに本書では、体質について考えるうえで、身体の〝全体と部分の関係〟を意識してきました。「体質」とは、身体の全体の性質という考え方です。一方、身体の部分に相当するのが、臓器別や病気別など、細分化したものの見方です。そのなかでも、SNP、エピゲノム、ポリジーン、非コードRNAは、身体の部分のなかで最も端っこにあると言えるでしょう。そうであれば、全体と部分の両端にあるものが、なぜか1周して出会った感じです。つまり、生命には全体も部分もなく、始点と終点がつながっている。すべての根本は1つと言うことになります。

最後に、フランスの生理学者の「クロード・ベルナール」（Claude Bernard・1813〜1878年）について触れたいと思います。ベルナールは、神経、消化器、血液・循環、代謝・内分泌などの幅広い理論づけを行い、各々の器官が相互の機能的依存性をもつことを科学的に実証しました。また、体内の恒常性の維持、微生物や薬剤という外的な要因の影響などを分析しました。これらの重要性は永遠に変わることはないでしょう。ベルナールは1865年（52歳）に自らの研究生活を顧みて、『実験医学序説』（三浦岱栄／訳、岩波文庫）をまとめました。近代の医学・生命科学を経験から実験に基づくように導いて、世界中の研究者に深い感銘を与えてきました。『実験医学序説』では次のように述べられています。「生物体は、無生物と同様に、科学的な実験の対象になる。しかし、生物体に実験を適用する場合には、身体の全体と部分の関係について、特に慎重に考えなければならない。部分に分けるのは、あくまで実験を容易にするための手段である。その後、部分で認めた結果について、身体全体の中で総合的に考えなければならない」と。この智恵を借りながら、次の言葉で本書を結びたいと思います。全体＝体質、部分＝分子と読み換えてもかまいません。

全体を部分に分けると理解しやすくなる。
しかし、部分に分けると失われるものがある。
だから、部分で得たことを全体に戻して考える。

本書をまとめるうえで、羊土社の間馬彬大氏に有意義な議論とアドバイスをいただきました。心から感謝の意を表します。また、熊本大学発生医学研究所の細胞医学分野の藤原沙織、阿南浩太郎の両氏から貴重な意見を受けましたことに深謝いたします。

中尾 光善

参考図書

第1章

『ハリソン内科学』（McGraw-Hill社）
『ネルソン小児科学』（Elsevier社）
『医学の歴史』（小川鼎三／著、中公新書）
『入門東洋医学』（日本東洋医学会）
『東洋医学論稿集』（第一・二篇）（桑木崇秀／著、緑書房）

第2章

『ベルツの日記』（上・下）
（トク・ベルツ／編、菅沼竜太郎／訳、岩波文庫）
『食と健康を地理からみると─地域・食性・食文化─』
（島田彰夫／著、農山漁村文化協会・人間選書）
『日本人の体質・外国人の体質─世界の人々とくらべてみよう』
（佐藤方彦／著、ブルーバックス）

第3・4・5・6章

『遺伝を考えた人間の話─人類遺伝学入門』

（木田盈四郎／著、ブルーバックス、講談社）

『先天異常の医学─遺伝病・胎児異常の理解のために』

（木田盈四郎／著、中公新書）

『人類進化学入門』（埴原和郎／著、中公新書、中央公論社）

『驚異のエピジェネティクス～遺伝子がすべてではない!?生命のプログラムの秘密』（中尾光善／著、羊土社）

『遺伝医学やさしい系統講義18講』

（福嶋義光／監修、日本人類遺伝学会／編、メディカル・サイエンス・インターナショナル）

『死の壁』（養老孟司／著、新潮新書、新潮社）

第7章

『養生訓』全現代語訳（貝原益軒／著、伊藤友信／訳、講談社学術文庫）
『人生は一生に四回生まれ変わる』（森 毅／著、三笠書房）
『百歳で現役「健康心得」10ヵ条』
（日野原重明／著、文藝春秋２００７年10月号）

あとがき

『実験医学序説』（クロード・ベルナール／著、三浦岱栄／訳、岩波文庫）

環境因子，エピゲノム 【＊，#特記事項】
食事（栄養バランス），睡眠，運動，子宮内発育，骨・軟骨の成長，ホルモン，精神的な因子（愛情，ストレス）
成長や老化，整形，外傷・病気，ホルモン
塩分摂取，肥満，精神的な因子（緊張，ストレス），ホルモン，血管・腎臓・心臓の働き，加齢
＊生まれつきに決まる（SNP）
＊生まれつきに決まる（SNP）
食事（カロリー・脂肪），運動，ホルモン，脂肪組織・骨格筋・肝臓の働き，エネルギー蓄積のエピゲノム（LSD1）
食事（カロリー・栄養バランス），運動，ホルモン，基礎代謝，エネルギー消費のエピゲノム（SIRT1）
＊生まれつきに決まる（SNP）
アレルゲン（ダニ，花粉，化学物質，食物，動物）
アレルゲン（ハウスダスト，ダニ，薬剤），慢性炎症，感染症
タバコ，アルコール，感染症，発がん物質，放射線・紫外線，ホルモン，エピゲノム（DNAメチル化，ヒストン修飾）の異常
＊若年発症成人型糖尿病（MODY）
新生児糖尿病，#異常（プロ）インスリン症を呈することもある
インスリン受容体異常症
＊1型糖尿病．感染症，自己免疫
＊2型糖尿病．過食，運動不足，肥満
外傷，手術
精神的な因子（愛情，ストレス），外傷，ホルモン（グルココルチコイド，アドレナリンなど），季節・日照時間，薬剤
＊多くの高脂血症．食事（カロリー・脂肪），運動，ホルモン
＊多くの原発性脂質代謝異常症
生活習慣（食事，運動，睡眠），肥満，２型糖尿病，ホルモン ＊遺伝性の一部は単一遺伝子と考えられる

付録 体質と遺伝・環境因子の関連性

体質	遺伝因子	遺伝子の例
身長	ポリジーン	成長ホルモンと受容体（GH1, GHR），甲状腺ホルモン受容体（THRA, THRB），クロマチン因子（HMGA2），転写因子（SHOX）
顔	ポリジーン	転写因子（PAX3, PAX6）
高血圧	ポリジーン	アンギオテンシノーゲン（AGT），アンギオテンシンI変換酵素（ACE），上皮ナトリウムチャンネル（SCNN1B），エンドセリン変換酵素（ECE1）
ABO血液型	単一遺伝子	N-アセチルガラクトサミン転移酵素（ABO）
耳垢型	単一遺伝子	ABCトランスポーター（ABCC11）
肥満	ポリジーン	アドレナリン受容体（ADRB3, ADRB2），ミトコンドリア因子（UCP1），代謝調節因子（FTO, IRX3, LEP, PPARG）
やせ	ポリジーン	エネルギー消費（PPARGC1B），糖タンパク質（AHSG）
お酒の強さ	2遺伝子	アルコール脱水素酵素（ADH1B），アルデヒド脱水素酵素（ALDH2）
アレルギー・アトピー	ポリジーン	サイトカインと受容体（IL4, IL13, IL4R），皮膚フィラグリン（FLG），プロテアーゼ阻害因子（SPINK5），膜型メタロプロテアーゼ（ADAM33），ヒスタミンH1受容体（HRH1）
気管支喘息	ポリジーン	サイトカイン（IL13, IL12B, CCL11），アドレナリン受容体（ADRB2），ヒト白血球抗原（HLA），プロスタグランジンD2受容体（PTGDR），ヒスタミンN-メチル基転移酵素（HNMT）
がん	ポリジーン	がん遺伝子（HRAS, KRAS），がん抑制遺伝子（RB1, TP53, CDKN2, CDH1, APC, BRCA1, BRCA2）
糖尿病	単一遺伝子	転写因子（HNF4A, HNF1A, HNF1B, PDX1, NEUROD1），グルコキナーゼ（GCK）
		インスリン（INS）#，カリウムチャネル（KIR6.2, SUR1）
		インスリン受容体（INSR）
	ポリジーン	インスリン（INS），サイトカイン受容体（IL2R），ヒト白血球抗原（HLA）
		アディポネクチン（ADPN），転写因子（TCF7L2, PPARG, PPARD），カリウムチャンネル（KCNQ1），インスリン受容体基質（IRS1）
皮膚ケロイド	ポリジーン	転写因子（FOXL2），ユビキチンリガーゼ（NEDD4）
精神不安定	ポリジーン	セロトニントランスポーター（SLC6A4），脳由来神経栄養因子（BDNF）
脂質異常症	ポリジーン	アポリポタンパク質（APOC2, APOE），リポタンパク質リパーゼ（LPL）
	単一遺伝子	LDL受容体（LDLR），アポリポタンパク質（APOC2, APOE），リポタンパク質リパーゼ（LPL），HDLコレステロール代謝（CETP）
認知症（アルツハイマー病型）	ポリジーン	アミロイドβ前駆体タンパク質（APP），アポリポタンパク質（APOE），プレセニリン（PSEN）

著者プロフィール

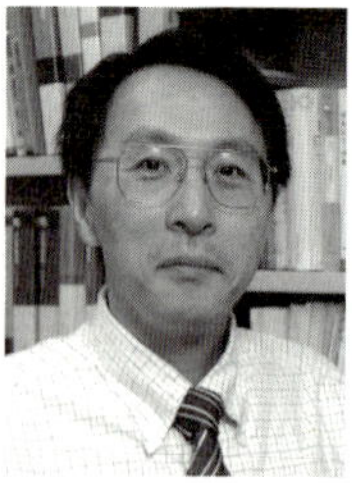

中尾 光善（なかお みつよし）

熊本大学発生医学研究所教授 。私たちの健康と病気のプログラム、体質のメカニズムを理解したい。主な著書に『驚異のエピジェネティクスー遺伝子がすべてではない!? 生命のプログラムの秘密』（羊土社）。

Note

著者が所属する熊本大学発生医学研究所の前身として、「体質医学研究所」（1939～1984年）が設置されていた。また、「日本体質医学会」（1950年～現在）および「日本人類遺伝学会」（1956年～現在）がヒトの体質と遺伝に関する学術的な活動を続けている。

あなたと私《わたし》はどうして違《ちが》う？体質《たいしつ》と遺伝子《いでんし》のサイエンス

99.9%同《おな》じ設計図《げのむ》から個性《こせい》や病気《びょうき》が生《しょう》じる秘密《ひみつ》

2015年6月5日　第1刷発行

著　者　中尾光善《なかおみつよし》
発行人　一戸裕子
発行所　株式会社　羊　土　社
〒101-0052　東京都千代田区
神田小川町2-5-1
TEL　03（5282）1211
FAX　03（5282）1212
E-mail　eigyo@yodosha.co.jp
URL　http://www.yodosha.co.jp/

ISBN978-4-7581-2057-9

印刷所　株式会社 加藤文明社

遺伝子研究の最先端をフォローしたい方にオススメの書籍

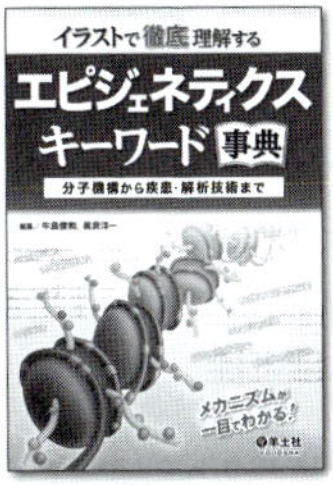

イラストで徹底理解する
エピジェネティクス キーワード事典

牛島俊和，眞貝洋一／編

分子メカニズムから疾患，解析技術まで，“エピジェネ”の必須知識を網羅．医学・生命科学を研究するラボ必携の一冊．

◇ 定価（本体 6,600円＋税） ◇ B5判 ◇ 318頁 ◇ ISBN 978-4-7581-2046-3

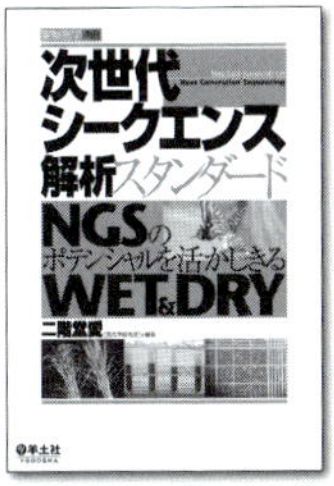

次世代シークエンス解析スタンダード

NGSのポテンシャルを活かしきるWET&DRY

二階堂 愛／編

ゲノム・エピゲノム研究から医療応用まで「NGSの現場」のノウハウが詰まった研究解説書．実験はもちろん，解析も充実．

◇ 定価（本体 5,500円＋税） ◇ B5判 ◇ 404頁 ◇ ISBN 978-4-7581-0191-2

バイオサイエンスと医学の最先端総合誌
実験医学

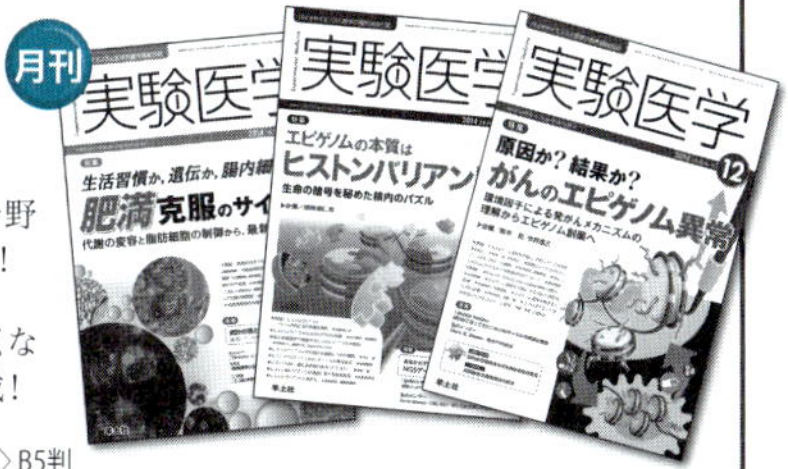

特集 & 連載

毎号，今が旬の研究テーマを分野の一人者がわかりやすくレビュー！

実験のコツから研究生活が楽しくなるエッセイまで役立つ情報が満載！

◇ 毎月１日発行 ◇ 定価（本体 2,000円＋税） ◇ B5判

発行 羊土社 YODOSHA

〒101-0052 東京都千代田区神田小川町2-5-1
TEL ：03(5282)1211 E-mail ：eigyo@yodosha.co.jp
FAX ：03(5282)1212 URL ：http://www.yodosha.co.jp/

ご注文は最寄りの書店，または小社営業部まで